HASHIMOTO-THYREOIDITIS

HASHIMOTO-THYREOIDITIS

LEBEN MIT HASHIMOTO-THYREOIDITIS

Dr. med. Leveke Brakebusch

Unter Mitarbeit von Prof. Dr. med. Armin Heufelder

ZUCKSCHWERDT

Inhalt

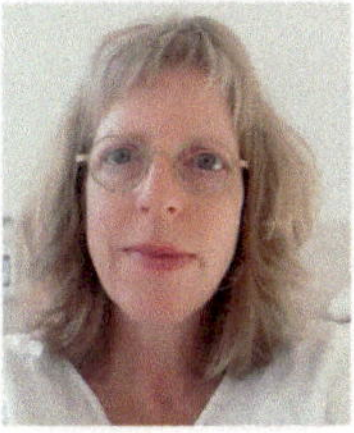

Vorwort

Als wir im September 2001 ein Internetforum für Menschen mit autoimmunen Schilddrüsenerkrankungen eröffneten, waren wir überrascht von dem großen Andrang. Schon bald zeigte sich, dass nicht nur zahlreiche Fragen zum bekannteren Morbus Basedow (autoimmune Krankheit mit einer Überfunktion der Schilddrüse) eintrafen, sondern noch mehr zur weniger bekannten Hashimoto-Thyreoiditis (autoimmune Krankheit mit einer Unterfunktion der Schilddrüse). So entschlossen wir uns, getrennte Informationsportale für jede der beiden Krankheiten einzurichten.

Bald kam bei den Erkrankten im Internet-Diskussionsforum der Wunsch nach einem Buch zur Krankheit auf. Damals gab es nur in sehr begrenztem Umfang schriftliche Informationen für Betroffene. Die Hashimoto-Thyreoiditis wurde erst Anfang des letzten Jahrhunderts entdeckt. Bis heute ist darüber in den meisten medizinischen Lehrbüchern wenig verzeichnet, sodass manche Ärzte die Krankheit oft nur unzureichend oder gar nicht kennen.

Wenig bekannt ist, dass es neben einer Vielzahl von Betroffenen mit geringen oder fehlenden Beschwerden (durch eine hormonelle Behandlung) einen Anteil Erkrankter gibt, die unter zahlreichen unterschiedlichen und teilweise schwer fassbaren und schwierig zu behandelnden Beschwerden leiden. Diese Patienten werden mit ihren Beschwerden nur allzu oft nicht ernst genommen und irren jahrelang von Arzt zu Arzt, ohne dass die richtige Diagnose gefunden oder eine entsprechende Behandlung begonnen wird.

Nicht selten zweifeln Betroffene mit komplizierten Verläufen an ihrem eigenen Verstand, da die Vielzahl der Beschwerden auch ihnen selbst nicht einleuchten will. Die Beschwerden können bei diesen Menschen in einigen Fällen auch durch eine Behandlung mit Schilddrüsenhormonen nicht gänzlich zum Verschwinden gebracht werden. In diesen Fällen sind andere Behandlungsstrategien notwendig.

Das Leben trotz dieser chronischen, oft lebenslang bestehenden Krankheit sinnvoll und lebenswert zu gestalten, ist eine große Herausforderung. Hier kann durch die Unterstützung von anderen Erkrankten und spezialisierten Ärzten sinnvolle Hilfestellung geleistet werden. Ein kleinerer Teil der Erkrankten entwickelt zusätzliche Autoimmunkrankheiten oder ist bereits vorher daran erkrankt. Hier gilt es, frühe Anzeichen zu erkennen. Diese Krankheiten können hinzukommen, müssen aber nicht auftreten. Je mehr Sie als Patient darüber wissen, umso leichter wird Ihnen der Umgang mit der Krankheit und möglichen Problemen.

Die Hashimoto-Thyreoiditis ist zwar eine häufige, aber wenig bekannte Erkrankung mit einem Anteil von etwa 10 % Betroffenen in der Bevölkerung.

Dieses Buch soll Ihnen helfen, die Krankheit umfassender zu verstehen und damit zu einer besseren oder im besten Fall wieder normalen Lebensqualität zu gelangen. Die genaue Kenntnis der Zusammenhänge ermöglicht es, zusätzliche Symptome früher zu erkennen und typische Fehler bei der hormonellen Einstellung zu vermeiden.

Ich danke den Diskussionsteilnehmern des Hashimoto-Internetforums, die mir mit ihren zahlreichen Beiträgen geholfen haben, ein größeres Verständnis für die komplexe Krankheit zu entwickeln und deren persönliche Beiträge in das Buch eingeflossen sind. Besonders danke ich meinem Mann für seine unermüdliche Unterstützung. Herrn Prof. Heufelder danke ich herzlich für die konstruktive Zusammenarbeit, durch die dieses Buch entstehen konnte.

Allen Lesern soll das Buch ein Ratgeber sein und Mut machen, auch mit der Hashimoto-Thyreoiditis gut zu leben.

Konstanz, im Herbst 2019

Brakebusch

Dr. med. Leveke Brakebusch

Einleitung

A

Wenn Ihr Arzt Ihnen mitteilt, dass Sie an einer Hashimoto-Thyreoiditis leiden, ergeben sich viele Fragen. Dieses Buch soll Ihnen helfen, sich ein Bild von dieser Krankheit zu machen und Ihre Beschwerden zu deuten. Viele Menschen mit einer Hashimoto-Thyreoiditis haben wenig oder keine Beschwerden. Dennoch sollte dieser Ratgeber über möglichst viele Bereiche der Krankheit informieren. Nicht alles, was in diesem Buch angesprochen wird, muss auch bei Ihnen auftreten.

Was bedeutet Hashimoto-Thyreoiditis?

Hashimoto-Thyreoiditis ist eine nach dem Japaner Hakaru Hashimoto benannte, besondere Form der Schilddrüsenentzündung.

»Thyreoiditis« bedeutet Entzündung der Schilddrüse. Die Hashimoto-Thyreoiditis ist eine autoimmune Schilddrüsenentzündung, die nach dem Japaner Dr. Hakaru Hashimoto benannt wurde. Es gibt neben der autoimmunen Schilddrüsenentzündung noch andere Schilddrüsenentzündungen, deren Verlauf und Behandlung sich von der Hashimoto-Thyreoiditis unterscheiden.

Die Hashimoto-Thyreoiditis wird durch bestimmte Autoimmunprozesse verursacht, die im Kapitel »Ursachen der Hashimoto-Thyreoiditis« beschrieben werden. Sie wird auch als chronisch lymphozytäre Thyreoiditis oder autoimmune Thyreoiditis bezeichnet. Hakaru Hashimoto (1881–1934) arbeitete als Pathologe und Chirurg in Japan und entdeckte die Autoimmunthyreoiditis. Er beschrieb sie als Krankheit, die vorwiegend Frauen in den Wechseljahren betrifft.

Heute weiß man, dass Frauen aller Altersstufen betroffen sein können, außerdem auch Männer und Kinder. Die Bezeichnung Ord-Thyreoiditis für die autoimmune Schilddrüsenentzündung, bei der die Schilddrüse schrumpft, hat sich nicht durchgesetzt. Wiliam Ord beschrieb diese erstmals 1877.
Heute werden unter dem Begriff Hashimoto-Thyreoiditis sowohl Krankheitsverläufe mit vergrößerter Schilddrüse (selten) und kleiner werdender Schilddrüse (häufig) zusammengefasst.

Was ist eine Autoimmunerkrankung?

Die Hashimoto-Thyreoiditis ist eine Autoimmunerkrankung. »Autoimmun« bedeutet, dass der Körper sich durch eine fehlgeleitete Reaktion des Immunsystems fälschlicherweise selbst attackiert. Die Hashimoto-Thyreoiditis wird also verursacht durch eine Fehlregulation im Immunsystem, das dann die eigene Schilddrüse angreift. Eine Autoimmunkrankheit ist nicht zu verwechseln mit einer Immunschwäche wie etwa Aids, bei der das Immunsystem durch bestimmte Viren verändert wird.

Handelt es sich bei der Erkrankung um eine Schilddrüsenunterfunktion?

Nein, denn die Schilddrüsenunterfunktion ist nur ein Symptom (Krankheitserscheinung). Eine Unterfunktion kann auch bei anderen Schilddrüsenerkrankungen auftreten. Eine Unterfunktion ist zwar ein typisches Merkmal der Hashimoto-Thyreoiditis, bei dieser Erkrankung aber nicht grundsätzlich vorhanden. Stellt ein Arzt eine Unterfunktion der Schilddrüse fest, sollte untersucht werden, ob eine Hashimoto-Thyreoiditis die Ursache ist. Als Vergleich kann z.B. das Symptom »Fieber« auf eine Grippe hindeuten, aber nicht jeder, der Fieber hat, muss eine Grippe haben.

Die Hashimoto-Thyreoiditis ist eine Krankheit, die den ganzen Körper betreffen kann und sich üblicherweise durch eine zu geringe Hormonproduktion der Schilddrüse bemerkbar macht. Am Anfang der Erkrankung kann auch eine kurze Phase der Schilddrüsenüberfunktion, manchmal ein Wechsel zwischen Über- und Unterfunktion auftreten.

Welche Formen der Krankheit gibt es?

Es sind zwei Formen bekannt: die atrophe und die hypertrophe Form. Beide Formen können zu einer Schilddrüsenunterfunktion führen, die sich meist schleichend entwickelt. Die Bezeichnung »Autoimmunthyreopathie« schließt neben der Hashimoto-Thyreoiditis auch den Morbus Basedow (eine autoimmune Schilddrüsenkrankheit mit einer überwiegenden Überfunktion) mit ein.

Tabelle 1: Größenveränderung der Schilddrüse bei Hashimoto-Thyreoiditis	
Atrophe Form	Schilddrüse wird kleiner
Hypertrophe Form	Schilddrüse wird größer (Struma)

Übergänge zwischen beiden Krankheiten sind möglich. Gelegentlich kann es anfänglich für Ihren Arzt schwierig sein, genau zu entscheiden, ob bei Ihnen eine Hashimoto-Thyreoiditis oder ein Morbus Basedow vorliegt. Später zeigen der Verlauf der Krankheit, die Blutbefunde und der Ultraschallbefund, welche Art der autoimmunen Schilddrüsenerkrankung vorliegt.

Hashimoto-Thyreoiditis kann in verschiedenen Schweregraden ablaufen. Viele Verläufe sind beschwerdearm.

Der Schweregrad und der Verlauf der Erkrankung können unterschiedlich sein. Neben symptomlosen Formen sind Verläufe mit milden Beschwerden häufig. Sehr viel seltener kommt es zu ausgeprägten, vielgestaltigen Beschwerden. Zusätzliche Autoimmunkrankheiten werden bei 25 % der Betroffenen gefunden. Sie sollten aber nicht damit rechnen, jedes mögliche Symptom und jede der beschriebenen zusätzlichen Autoimmunkrankheiten zu bekommen. Andererseits sollen die möglichen Symptome auch nicht beschönigt werden. Es ist meist leichter, sich mit einer Krankheit auseinanderzusetzen, deren Symptome und Probleme bekannt sind, als durch immer neue unerklärliche Beschwerden verunsichert zu werden.

Ängste

Wenn Sie dieses Buch lesen, ist es wichtig, sich immer wieder in Erinnerung zu rufen, dass über 80 % der Erkrankten mit der richtigen Behandlung keine oder kaum Beschwerden haben. Haben Sie die Diagnose Hashimoto-Thyreoiditis gerade erst erhalten und wird jetzt eine Behandlung begonnen, so haben Sie gute Chancen, zu diesen wenig beeinträchtigten Betroffenen zu gehören. In diesem Fall können Sie durch eine angepasste hormonelle Therapie und ergänzende Maßnahmen wieder ganz beschwerdefrei werden.

Bitte denken Sie daran, dass es nach Beginn der Behandlung oft nur langsam innerhalb einiger Wochen bis Monate zu einer spürbaren Besserung kommt. Bitte haben Sie genügend Geduld. Die hormonelle Einstellung braucht Zeit. Für die stärker Betroffenen sollte auch gelten, keine übermäßige Angst zu entwickeln, auch wenn dies mitunter schwierig sein kann. Suchen Sie sich einen Ansprechpartner, dem Sie Ihre Ängste und Beschwerden mitteilen können. Der Verlauf der Erkrankung ist schwer kalkulierbar. Je genauer Sie mögliche Probleme und ihre Behandlungsmöglichkeiten kennen, umso besser werden Sie mit Ihrer Erkrankung umgehen können.

Haben Sie Geduld. Bis zu ersten Behandlungserfolgen dauert es meist einige Zeit.

Wie lange ist die Hashimoto-Thyreoiditis bekannt?

Hakaru Hashimoto wurde 1881 in Japan geboren. Im Alter von 22 Jahren begann er das Studium an der New Medical School der Kyushu-Universität. Nach seinem Abschluss 1907 arbeitete er fünf Jahre in einer chirurgischen Abteilung. 1912 veröffentlichte er seine Entdeckung der »Struma lymphomatosa«, einer vergrößerten Schilddrüse mit lymphomatöser Infiltration in Verbindung mit einer Unterfunktion der Schilddrüse. Später wurde die Krankheit nach ihm benannt.

In seiner Arbeit beschrieb er die charakteristischen feingeweblichen (histologischen) Merkmale der Krankheit. Da die Veröffentlichung in einer medizinischen Zeitschrift in Deutschland erfolgte, blieb die Entdeckung in Japan zunächst unbemerkt. Hashimoto verbrachte nach der Veröffentlichung drei Jahre in Berlin, Göttingen und London. In dieser Zeit befasste er sich mit der Nierentuberkulose. Der Ausbruch des ersten Weltkrieges führte ihn wieder zurück nach Japan. Als Chirurg mit dem Schwerpunkt Bauchchirurgie gelangte er zu großem Ansehen unter seinen Kollegen. Er veröffentlichte zwei weitere Arbeiten, eine über eine als Erysipel bekannte Hautinfektion, die andere über Verletzungen im Bereich des Brustkorbes. Hakaru Hashimoto starb 1934 im Alter von 53 Jahren an Typhus.

Hakaru Hashimoto beschrieb 1912 die später nach ihm benannte Krankheit.

Vorkommen und Häufigkeit der Hashimoto-Thyreoiditis

Frauen erkranken häufiger als Männer. Auch Kinder können erkranken. Die Krankheitshäufigkeit in der Bevölkerung insgesamt beträgt je nach Untersuchung etwa 4–12 %. Genaue Angaben über die Krankheitshäufigkeit gibt es für Deutschland jedoch nicht. Die Hashimoto-Thyreoiditis tritt familiär gehäuft auf. In Phasen der hormonellen Umstellung wie der Pubertät, nach einer Schwangerschaft und in den Wechseljahren kommt die Erkrankung häufiger zum Ausbruch. Die Hashimoto-Thyreoiditis gilt als häufigste Autoimmunkrankheit des Menschen.

Wie wird die Hashimoto-Thyreoiditis festgestellt?

Um eine Hashimoto-Thyreoiditis festzustellen, sind mehrere Untersuchungen notwendig.

Tabelle 2: Untersuchungen bei der Diagnostik der Hashimoto-Thyreoiditis

Klinischer (oder körperlicher) Befund	Gesamtbild und körperliche Untersuchung
Blutuntersuchung	Hormone: fT3, fT4, TSH
	Schilddrüsen-Antikörper: TPO-AK, TG-Antikörper und TRAK
Untersuchung der Schilddrüse durch	▸ Abtasten (medizinisch: Palpation) ▸ Ultraschall (Sonografie) ▸ Szintigramm (selten erforderlich)

Zur Aufnahme des Gesamtbildes gehört insbesondere die Untersuchung auf Symptome der Unterfunktion (Kapitel »Symptome«). Im Blut müssen die Schilddrüsenhormone und die Schilddrüsen-Antikörper bestimmt werden. Eine ausführliche Erklärung hierzu finden Sie im Kapitel »Antikörper«. Wichtig für die korrekte Diagnosestellung ist eine Ultraschalluntersuchung der Schilddrüse. Mit dieser Untersuchung lassen sich rasch Größe und Beschaffenheit des Schilddrüsengewebes bestimmen. Eine nuklearmedizinische Untersuchung, ein sogenanntes Schilddrüsenszintigramm, ist nur in besonderen Situationen, z. B. bei knotigen Schilddrüsenveränderungen erforderlich. Zur Diagnose einer Hashimoto-Thyreoiditis trägt das Szintigramm aber nur selten etwas bei, manchmal stiftet es sogar Verwirrung.

Häufig vergeht längere Zeit, bis die Diagnose Hashimoto-Thyreoiditis festgestellt wird. Eine Betroffene berichtet von ihren Erfahrungen:

Zehn Jahre bis zur Diagnose

… Ja, man darf nicht nur nach Hormonwerten gucken, vor allen Dingen sollte man seine Patienten mit ihren Beschwerden schon ernst nehmen.

Ich habe zehn Jahre lang gelitten, angeblich war kein Handlungsbedarf. Habe mir Bücher über Endokrinologie ausgeliehen, und es war mir eigentlich schon sehr lange klar, dass meine Beschwerden von der Schilddrüse kommen. Nur niemand fand es nötig zu helfen. Ich war auch bei mehreren Untersuchungen, viele hatten auch den Verdacht, dass es die Schilddrüse ist, aber die Werte waren im »Normbereich«. Da waren sie gleich schnell wieder davon ab und ich fühlte mich wie ein Hypochonder behandelt. Nie hat jemand die Antikörper untersucht, damals wusste ich auch noch nichts davon. Endlich hat dann eine Ärztin auf Anhieb den richtigen Verdacht gehabt.

Mir geht es nach zweimonatiger Behandlung mit Thyroxin auch schon wesentlich besser, aber ich wundere mich, warum es zehn Jahre gedauert hat. ■

Ist die Hashimoto-Thyreoiditis heilbar?

Die Symptome der Hashimoto-Thyreoiditis können in vielen Fällen durch eine geeignete Behandlung beseitigt werden. Manchmal kommt es in der frühen Phase der Erkrankung zur Ausheilung. Oft kann mit Schilddrüsenhormonen völlige Beschwerdefreiheit erreicht werden.

In anderen Fällen bleiben Krankheitserscheinungen trotz Behandlung bestehen. Hier müssen andere Lösungswege gesucht werden. Eine individuelle, also auf den einzelnen Menschen zugeschnittene Behandlung ist dann sinnvoll. Bei unklaren Beschwerden muss untersucht werden, ob weitere Autoimmunkrankheiten oder sonstige Störungen vorliegen. Eine sichere Heilungsmethode der Hashimoto-Thyreoiditis gibt es zurzeit nicht. Die Hashimoto-Thyreoiditis ist eine chronische, das heißt länger andauernde Krankheit. Der chronische Krankheitsverlauf erfordert viel Geduld. Durch Rückschläge dürfen Sie sich nicht entmutigen lassen. Auch für die hormonelle Einstellung ist Geduld notwendig, da die Medikamente nicht sofort, sondern mit zeitlicher Verzögerung ihre Wirkung entfalten. Die Aussichten, wieder ein »normales« Leben wie vor Krankheitsbeginn führen zu können, sind jedoch gut. Auch wenn dauerhaft gewisse Symptome bestehen bleiben, kann ein Leben mit der Hashimoto-Thyreoiditis unbeschwert sein und Freude machen.

Beispielhafte Krankheitsverläufe

Um die Vielfalt der möglichen Krankheitsverläufe zu skizzieren, sind nachfolgend einige Beispiele dargestellt.

Unkomplizierter Verlauf nach Hormoneinstellung

Leichte Krankheitserscheinungen

Eine 30-jährige, berufstätige Frau bemerkt leichten Haarausfall und Gewichtszunahme. Ihr Zyklus ist seit einigen Monaten unregelmäßig. Sie bemerkt einen leichten Ansatz zum Bartwuchs. Weitere Beschwerden bestehen nicht. Da sie sich ein Kind wünscht, besucht sie ihre Frauenärztin. Die Untersuchung weist aus, dass ihr TSH-Wert auf 6 mU/l erhöht ist. Die Antikörperbestimmung bestätigt eine Hashimoto-Thyreoiditis. Innerhalb eines halben Jahres gelingt eine gute Einstellung mit 150 µg L-Thyroxin.

Da ihre 60-jährige, ebenfalls berufstätige Mutter an einer Weißfleckenkrankheit (Vitiligo) leidet, wird auch sie auf Hashimoto-Thyreoiditis untersucht (beide Krankheiten treten oft gemeinsam auf). Es stellt sich heraus, dass ihre Schilddrüse ein Volumen von nur 6 Milligramm hat und die Antikörperspiegel erhöht sind. Es liegt ebenfalls eine Hashimoto-Thyreoiditis vor, die aber bisher unbehandelt war und mit allenfalls geringen Beschwerden ablief.

Eine Schwangerschaft tritt bei der jungen Patientin ein halbes Jahr nach Diagnose problemlos ein. Im Verlauf der Schwangerschaft wird die Schilddrüsenfunktion genau überwacht. In Kürze erwartet sie ihr erstes Kind. Es besteht Beschwerdefreiheit. Sie ist informiert, dass nach der Entbindung ein Krankheitsschub auftreten könnte. Die Schilddrüsenwerte werden fortlaufend regelmäßig kontrolliert, um rechtzeitig die Hormondosis anzupassen, falls erforderlich. ■

Unkomplizierter Verlauf seit 25 Jahren

Fehlende Krankheitserscheinungen unter Hormonbehandlung

Bei einem 60-jährigen Mann wurde vor 25 Jahren eine Hashimoto-Thyreoiditis festgestellt. Im Laufe der Jahre musste die Hormondosis langsam von 50 µg eines L-Thyroxin-Präparates auf 200 µg angehoben werden. Die Schilddrüse ist knotig vergrößert. Der TPO-Antikörperspiegel ist mit 20 000 U/l stark erhöht. Der Erkrankte ist beschwerdefrei und voll leistungsfähig. In seinem Beruf arbeitet er dreizehn Stunden täglich. Weitere Familienangehörige mit einer Hashimoto-Thyreoiditis sind bisher nicht bekannt. ■

Spontane Rückbildung der Krankheit im Anfangsstadium

Heilung im Anfangsstadium

Ein 28-jähriger Mann bemerkt starke Unruhe, Schlaflosigkeit und Zittern der Hände. Es wird die Anfangsphase einer Hashimoto-Thyreoiditis festgestellt mit Überfunktion (erhöhten Schilddrüsenfunktionswerten) und positiven Antikörpern. Nach zwei Monaten entwickelt sich eine Unterfunktion, die zeitweise mit 100 µg L-Thyroxin behandelt wird. Zwischenzeitig bestehen Sehstörungen. Nach weiteren acht Monaten haben sich die Schilddrüsenhormone normalisiert, ohne dass eine weitere Hormoneinnahme erforderlich ist. Nach weiteren drei Monaten können auch keine Antikörper mehr nachgewiesen werden. Seit drei Jahren sind die Blutwerte normal und es werden keinerlei Beschwerden berichtet.

Vater, ein Bruder sowie zwei Schwestern haben ebenfalls eine Hashimoto-Thyreoiditis. Eine Schwester ist zusätzlich an einem Diabetes mellitus Typ 1 erkrankt. Die beiden Söhne des Erkrankten (zwei und zehn Jahre) sind bisher nicht betroffen. ■

Hashimoto-Thyreoiditis und Rheuma

Hashimoto-Thyreoiditis und zusätzliche Autoimmunkrankheit

Eine 26-jährige Frau bemerkt nach der Geburt des ersten Kindes eine stetige Gewichtszunahme trotz normaler Essensmenge. Die Konzentrationsfähigkeit hat nachgelassen. Sie ist ständig müde, friert, klagt über depressive Verstimmung und Angstzustände. Die Untersuchung beim Schilddrüsenspezialisten ergibt eine Hashimoto-Thyreoiditis.

Unter Schilddrüsenhormonen geht es etwas besser, die Gewichtszunahme kann gestoppt werden, auch die Stimmung bessert sich. Im Laufe der Jahre stellen sich zahlreiche unklare Symptome ein, wie Muskelschmerzen insbesondere im Nacken, Nervenentzündungen, Haarausfall, trockene Augen, Gelenkschmerzen und Hautveränderungen. Die Untersuchung bei einem Rheumatologen kann nach fünf Jahren eine weitere, eine rheumatologische Krankheit nachweisen.

Zehn Jahre lang kann mit L-Thyroxin eine zufriedenstellende Hormoneinstellung erreicht werden, dann treten erneut Unterfunktionssymptome auf, trotz normaler Schilddrüsenwerte im Blut. Nach Umstellung auf ein T3/T4-Präparat kommt es zu einer erheblichen Besserung. Die täglichen Abläufe sind durch die rheumatologische Erkrankung zwar eingeschränkt, aber die Lebensqualität wird von der Erkrankten als gut bezeichnet. ■

Familie mit Hashimoto-Thyreoiditis

Hashimoto-Thyreoiditis bei allen Familienangehörigen

Bei einem Ehepaar wird sowohl beim Mann als auch bei seiner Frau eine Hashimoto-Thyreoiditis festgestellt. Die drei Kinder (fünf, sechs und vierzehn Jahre) sind ebenfalls an einer Hashimoto-Thyreoiditis erkrankt. Bei einer Tochter finden sich keine erhöhten Antiköper, aber der Ultraschallbefund ist typisch für eine Hashimoto-Thyreoiditis. Nach anfänglichen Problemen wird eine gute hormonelle Einstellung erreicht. Aufgrund ihrer guten Krankheitskenntnis kann die Familie auf neue Krankheitserscheinungen gezielt reagieren. Die Hormonergänzung wird nach den Symptomen und den Hormonwerten im Blut individuell festgelegt. Damit sind alle Familienangehörigen seit zwei Jahren nahezu beschwerdefrei. ■

Komplizierter Verlauf

Hashimoto mit zahlreichen Krankheitserscheinungen, die auch durch Behandlung nicht ausreichend zu bessern sind

Bei einer jungen Frau hat sich in drei Jahren ein Übergewicht von 30 kg entwickelt. Ihre Hashimoto-Thyreoiditis war schon länger bekannt, jedoch über mehrere Jahre unzureichend behandelt worden. Nach Beginn der Hormongabe werden die Beschwerden besser. Die Gewichtszunahme kann gestoppt werden. Eine Gewichtsabnahme ist mit verschiedenen Diäten nicht zu erreichen. Trotz inzwischen normaler Blutwerte leidet die Betroffene weiterhin an diversen Problemen wie geschwollenen Lymphknoten, Schwindel, Gefühlsstörungen der Beine, verminderter Leistungsfähigkeit, Haarausfall, Lymphstauungen und Sehstörungen. Leberwerte und Blutsenkung sind erhöht. Vor einem Jahr ist eine Störung des Zuckerstoffwechsels dazu gekommen. Weitere Krankheiten konnten bisher nicht festgestellt werden. ■

Der zuletzt beschriebene Verlauf zeigt, wie wichtig weitere wissenschaftliche Bemühungen sind, die Hashimoto-Thyreoiditis genauer zu verstehen, um sie dann besser behandeln zu können.

Normale Schilddrüsenhormonwerte

Bei normalen Schilddrüsenhormonen und erhöhten Antikörperspiegeln sind symptomlose Krankheitsverläufe möglich. Hierbei lassen sich zwar Antikörper im Blut nachweisen, aber die Schilddrüsenhormone und das TSH liegen im Normalbereich. Sobald Symptome bemerkt werden kann eine Behandlung eingeleitet werden.

Eine Behandlung mit Schilddrüsenhormonen kann auch bei noch normalen Schilddrüsenwerten sinnvoll sein, wenn bereits erste Symptome bestehen. Die Schilddrüsenhormone im Blut können noch Normalwerte zeigen, obwohl im Gewebe bereits eine Unterfunktion besteht (Organhypothyreose). Umgekehrt kann bei erhöhtem TSH und erniedrigten FT3 und FT4 in Einzelfällen Beschwerdefreiheit bestehen. Eine Behandlung ist dann nicht erforderlich. Lediglich bei Kinderwunsch und in der Schwangerschaft ist eine Behandlung mit Schilddrüsenhormonen verpflichtend.

Tipps zum Leben mit Hashimoto-Thyreoiditis

B

Die Hashimoto-Thyreoiditis ist eine chronische Krankheit, für die es zurzeit keine sichere Heilung gibt. Die Krankheit wird Sie über Jahre begleiten. Aus diesem Grund ist es wichtig, einige Dinge zu beachten, selbst wenn keinerlei Beschwerden bestehen. Je mehr Sie mit den Krankheitserscheinungen und den möglichen Behandlungen vertraut sind, umso besser können Sie mit der Krankheit umgehen.

Woran erkenne ich eine Schilddrüsenunterfunktion?

Eine Unterfunktion der Schilddrüse (Hypothyreose) können Sie an charakteristischen Symptomen erkennen. Typische Symptome sind: Müdigkeit, Konzentrationsstörungen, Nackenverspannungen, unregelmäßiger Herzschlag, Gewichtszunahme, Verstopfung, geblähter Bauch, abnehmende Leistungsfähigkeit, Antriebsmangel, depressive Stimmung, Gereiztheit, Angst, trockene raue Haut, struppige und brüchige Haare, einschlafende Hände oder Füße, Aufwachen in der zweiten Nachthälfte, nicht erholsamer Schlaf, unwillkürliche Muskelzuckungen. Es müssen aber nicht alle Symptome gleichzeitig vorliegen.

Woran erkenne ich eine Schilddrüsenüberfunktion?

Die typischen Zeichen der Überfunktion (Hyperthyreose) sind Unruhe, Nervosität, Reizbarkeit, Herzklopfen, Herzrasen, Pochen in den Ohren, Durchfall, Schwitzen, Schlafstörungen, Zittern der Hände und Gewichtsabnahme.

Sie können zur selben Zeit Über- und Unterfunktionssymptome haben.

Gelegentlich können auch Symptome von Über- und Unterfunktion gleichzeitig vorhanden sein oder abwechseln. Hier spielt die unterschiedliche Aufnahme und die Abbaurate von Schilddrüsenhormonen in verschiedenen Organen eine Rolle. Wenn die Unterfunktion mit Medikamenten behandelt wird, bilden sich die Symptome meist in einer bestimmten Reihenfolge zurück. Zuerst verschwinden dabei die Konzentrationsstörungen, dann die Muskelbeschwerden. Allmählich kann sich auch das erhöhte Gewicht wieder normalisieren, auch wenn dies oft sehr mühsam ist. Die Symptome können individuell unterschiedlich sein.

In einigen Fällen sind auch paradoxe Symptome möglich wie z. B. Unruhe, Herzrasen und Schwitzen in der Unterfunktion oder Müdigkeit, Gewichtszunahme und einschlafende Hände in der Überfunktion. Eine klare Zuordnung lässt sich anhand der Symptome und der Laborwerte treffen.

Was ist eine Hashitoxikose?

Bei einer Hashitoxikose handelt es sich um eine kurze Überfunktionsphase, die meist zu Anfang, seltener im Laufe der Erkrankung auftreten kann. Aus zerstörtem Schilddrüsengewebe werden dabei Hormone freigesetzt. Eine Behandlung mit schilddrüsenhemmenden Medikamenten bringt hier keine Besserung. Üblicherweise besteht dabei nur eine milde Überfunktion. Nach einigen Wochen klingt die Überfunktion von selbst ab. Beta-Blocker können zur Linderung der Symptome eingesetzt werden. Die Abgrenzung zu einem Morbus Basedow kann manchmal problematisch sein, insbesondere, wenn bei einer Hashimoto-Thyreoiditis leicht erhöhte TSH-Rezeptor-Antikörper vorliegen. Deutlich erhöhte TSH-Rezeptor-Antikörper sprechen für einen Morbus Basedow und nicht für eine Hashitoxikose.

Was ist ein Endokrinologe?

Endokrinologen sind Ärzte, die sich mit den verschiedenen Hormonsystemen im Körper beschäftigen. Endokrinologen haben eine internistische Grundausbildung von sechs Jahren, darüber hinaus eine endokrinologische Zusatzausbildung von mehreren Jahren. Auch im Bereich der Frauenheilkunde gibt es die Zusatzbezeichnung Endokrinologie. Frauenärzte haben eine Grundausbildung von fünf Jahren. Die endokrinologische Zusatzausbildung für Frauenärzte ist von Bundesland zu Bundesland unterschiedlich geregelt.

Der Schwerpunkt der internistischen Endokrinologie liegt bei der Stoffwechselerkrankung Diabetes (Zuckerkrankheit) und allgemeinen Störungen der Schilddrüse und anderer hormonbildender Organe. Der Schwerpunkt der gynäkologischen Endokrinologen liegt in der Behandlung des unerfüllten Kinderwunsches.

Wann sollte ein Schilddrüsenspezialist aufgesucht werden?

Mit einer Autoimmunkrankheit der Schilddrüse sollte sich immer ein Spezialist befassen. Solche Spezialisten sind Endokrinologen, die es allerdings nicht in jeder Stadt gibt. Die Behandlung kann nach genauer Diagnostik und medikamentöser Einstellung durch einen Endokrinologen auch von einem erfahrenen Hausarzt oder Internisten weitergeführt werden. Wenn Sie Probleme haben, die der betreuende Arzt nicht lösen oder erklären kann, ist die Überweisung zu einem Spezialisten sinnvoll.

Neben einem Arzt, der Erfahrung bei Autoimmunkrankheiten der Schilddrüse besitzt, sollten alle erkrankten Frauen bei Zyklusproblemen auch einen Frauenarzt aufsuchen, da als Folge von Schilddrüsenkrankheiten auch Störungen der weiblichen Hormone auftreten können. Störungen der männlichen Hormone können die Erkrankung bei Männern begleiten. Für die Untersuchung ist der Endokrinologe oder ein Arzt mit männerheilkundlicher (andrologischer) Zusatzausbildung zuständig.

Worauf sollte ich beim Arztbesuch achten?

Schreiben Sie Ihre Schilddrüsenwerte (fT3, fT4, TSH und Antikörperspiegel) und die zugehörigen Normwerte nach jeder Messung auf oder lassen Sie sich diese als Kopie mitgeben. Bei kompliziertem Krankheitsverlauf sollten Sie sich einen Aktenordner mit allen Krankheitsunterlagen anlegen. Lassen Sie sich nach Möglichkeit alle erhobenen Befunde und Arztbriefe in Kopie aushändigen. Dazu zählen auch Röntgenbefunde.

Sammeln Sie alle Ihre Befunde in Kopie.

Vor dem Arztbesuch sollten Sie alle Fragen aufschreiben, um sie später gemeinsam mit dem Arzt zu besprechen. Oft kommt es vor, dass man beim Arztbesuch nicht alle Fragen stellen kann, die man sich vorher überlegt hatte. Dabei spielen die Zeitnot des Arztes, aber auch Ängstlichkeit und Nervosität des Betroffenen eine Rolle. Hilfreich ist es, die Fragen vorher auf einem Zettel zu notieren und dann gemeinsam mit dem Arzt durchzugehen.

Einigen Ärzten können Sie diese Fragen auch vor dem Termin zukommen lassen (Brief, Fax, E-Mail). Der Arzt kann sich dann in Ruhe vorbereiten und weiß, welche Probleme Ihnen wichtig sind.

Wenn Ihr Arzt sich mit der Hashimoto-Thyreoiditis nicht auskennt oder zu wenig Zeit und Interesse hat, sollten Sie den Arzt wechseln.

Wann kann sich der Hormonbedarf ändern?

Der Hormonbedarf kann sich ändern. Dann muss die Medikamentendosis angepasst werden.

Die Spiegel der verschiedenen Hormone können sich in Abhängigkeit von Alter und Lebenssituation ändern. Gelegentlich ist keine Ursache auszumachen, warum sich der Hormonbedarf ändert. Bei Frauen kann es durch Änderungen des Östradiolspiegels zu einem veränderten Bedarf an Schilddrüsenhormonen kommen. So wird in der Schwangerschaft fast immer mehr Schilddrüsenhormon benötigt. Auch die Einnahme der Anti-Baby-Pille kann den Bedarf an Schilddrüsenhormonen steigern. Bei Gewichtsveränderungen kann sich der Hormonbedarf ebenfalls ändern. In jeder Situation, in der unklare Beschwerden auftreten, etwa bei zusätzlichen Erkrankungen, sollten Sie immer auch an eine Veränderung des Hormonbedarfs denken.

Durch die gleichzeitige Einnahme anderer Medikamente wird in manchen Fällen die Menge der benötigten Schilddrüsenhormone beeinflusst. Wenn Ihnen also ein neues Medikament verordnet wird, fragen Sie immer auch nach einer möglichen Beeinflussung des Schilddrüsenstoffwechsels. Hinweise dazu finden sich auch im Beipackzettel der Medikamentenpackung.

Einige Betroffene beobachten jahreszeitliche Schwankungen ihres Hormonbedarfs. Zu Beginn der kälteren Jahreszeit steigt der Hormonbedarf, während er in den wärmeren Monaten wieder absinken kann. Am Meer und in warmem Klima wird oft weniger Schilddrüsenhormon benötigt. Bei einem kurzen Ferienaufenthalt am Meer muss jedoch die Hormondosis nicht reduziert werden. Einen veränderten Hormonbedarf erkennen Sie an den Symptomen der Unter- oder Überfunktion der Schilddrüse sowie an den Schilddrüsenhormonwerten im Blut.

Darf ich Medikamente zur Anregung des Immunsystems einnehmen?

Medikamente, die das Immunsystem anregen (Roter Sonnenhut, Echinacea, Mistel- oder Thymuspräparate), sollten Sie nicht anwenden. Das Immunsystem beim Hashimoto-Kranken arbeitet bereits übermäßig und ist in seiner Funktion und Balance gestört. Wird es nun medikamentös angeregt, ist die Auswirkung schwer einzuschätzen. Eine mögliche vermehrte Produktion von Schilddrüsen-Antikörpern sollten Sie besser nicht riskieren. Einschränkend muss gesagt werden, dass nach eigenen Beobachtungen noch keine negativen Auswirkungen nach Einnahme von Echinacea beobachtet wurden, allerdings auch keine Besserung der Krankheitserscheinungen. Die Einbringung homöopathischer Substanzen direkt in die Schilddrüse ist nicht ratsam.

Darf ich mich impfen lassen?

Hierzu gibt es keine allgemeingültige Empfehlung. Für eine Impfung spricht, dass gerade bei gestörtem Immunsystem ein Schutz vor Grippe oder anderen Krankheiten sinnvoll erscheint. Menschen mit Hashimoto-Thyreoiditis haben aufgrund des gestörten Immunsystems ein höheres Risiko, an Infektionskrankheiten zu erkranken. Liegt eine milde Form der Hashimoto-Thyreoiditis vor, kann eine Grippe-Schutzimpfung sinnvoll sein. Bei schwereren Erkrankungsvarianten ist das Risiko einer Impfung genau abzuwägen.

Bei einem beschwerdearmen Verlauf können Sie sich impfen lassen.

Gegen Impfungen spricht, dass die Impfung eine Herausforderung für das gestörte Immunsystem darstellt, deren Auswirkungen nicht sicher abzusehen sind. Bei Personen mit anderen Autoimmunkrankheiten wie z. B. Lupus erythematodes oder primär chronischer Polyarthritis können Impfungen Krankheitsschübe auslösen. Für die Hashimoto-Thyreoiditis ist dies nicht geklärt. Die meisten Betroffenen ohne weitere Autoimmunerkrankungen vertragen die Impfungen problemlos.

Inwieweit Impfungen selbst autoimmune Krankheiten auslösen können, ist umstritten. Nach einigen Untersuchungen traten nach

Grippe-Impfung oder Hepatitis-B-Impfung Krankheiten aus dem immunologischen Formenkreis auf. Umfangreiche wissenschaftliche Untersuchungen liegen zu diesem Thema jedoch zurzeit nicht vor.

Während einer Behandlung mit höheren Dosen Kortison oder mit anderen, das Immunsystem unterdrückenden Medikamenten sollte nicht geimpft werden.

Gesondert betrachtet werden müssen Impfungen bei Kindern mit Hashimoto-Thyreoiditis. Die üblichen Impfungen gegen Kinderkrankheiten sind aufgrund des Risikos dieser Erkrankungen empfehlenswert. Allgemein gilt für Impfungen bei Hashimoto-Thyreoiditis, insbesondere beim Vorliegen weiterer immunologischer/rheumatischer Krankheiten: Es sollte nach genauem Abwägen der Risiken und Vorteile individuell entschieden werden, ob eine Impfung sinnvoll ist.

Darf ich Blut spenden?

Wenn Sie an Hashimoto-Thyreoiditis erkrankt sind, dürfen Sie kein Blut für die Transfusion anderer Menschen spenden. Die im Blut befindlichen Antikörper können auf andere Menschen übertragen werden und dort möglicherweise zu einer vorübergehenden Schilddrüsenunterfunktion führen. Dieser Fall tritt zwar sehr selten auf, trotzdem sollte kein Blut gespendet werden. Der Empfänger von Blutkonserven muss sich dann nicht mit einer zusätzlichen Belastung durch fremde Antikörper auseinandersetzen. Wenn in Ihrem Blut keine Antikörper mehr nachweisbar sind, sollten Sie weiterhin auf eine Blutspende verzichten, da sich einige Antikörper der Nachweisbarkeit entziehen.

Eine Blutspende ist erlaubt, wenn kein Blut auf andere Menschen übertragen wird, sondern dieses zu wissenschaftlichen Zwecken verwendet wird. Blutspenden dieser Art können dazu beitragen, die Ursachen der Krankheit besser zu erforschen und die Behandlung zu verbessern.

Darf ich in die Sauna gehen?

Bei einer Schilddrüsenunterfunktion sollten Sie nicht allein in die Sauna gehen. Aufgrund der empfindlichen Kreislaufsituation bei zu niedrigen Konzentrationen an Schilddrüsenhormonen im Blut ist ein Saunabesuch allein nicht sinnvoll. In Begleitung, und wenn es Ihnen gut tut, ist aber nichts dagegen einzuwenden. Gelegentlich reagiert die bei Hashimoto-Thyreoiditis empfindliche Haut gereizt. Sie sollten dann möglichst wenig oder gar nicht in die Sauna gehen. Haben Sie keine Beschwerden und normale Schilddrüsenwerte, können Sie ohne Einschränkung in die Sauna gehen, solange Sie das Saunieren als wohltuend empfinden. Saunabesuch in Maßen kann sich auch positiv auf das vegetative Nervensystem auswirken. Extreme Temperaturen oder Aufenthalte länger als fünfzehn Minuten in der Sauna werden nicht empfohlen.

Darf ich Sport treiben?

Auch wenn keine Beschwerden bestehen, kann übermäßiger Stress, wie z. B. Extremsport, einen Krankheitsschub auslösen. Von extremen sportlichen Belastungen sollten Sie deshalb auch bei Beschwerdefreiheit absehen. Empfehlenswert ist hingegen regelmäßige und maßvolle körperliche Betätigung.

Starke körperliche Belastungen sollten Sie vermeiden.

Bei bestehender Unterfunktion sollten Sie stärkere Belastungen vermeiden. Gewichtsprobleme, die aufgrund der hormonellen Probleme entstehen, lassen sich durch Sport alleine nicht beheben. Lassen Sie zunächst ihre Hormone regulieren und beginnen Sie dann vorsichtig mit individuell angepasster körperlicher Aktivität. Sie werden merken, wann Ihre persönlichen Grenzen erreicht sind. Wichtig ist, dabei ein Gespür für die Belastbarkeit des eigenen Körpers zu bekommen. Eine Überbeanspruchung ist ebenso zu vermeiden wie ein völliges Vermeiden von körperlicher Aktivität. Wenn Sie sich müde und ausgelaugt fühlen, genügt als Fitnessmaßnahme meist schon ein Spaziergang. Dieser ist oft besser verträglich als eine große sportliche Leistung mit einem anschließenden Muskelkater. Vergleichen Sie Ihre sportliche Leistung nicht mit der Leistung vor der Erkrankung. Es ist wichtig, sich hier in den von der Krankheit gezogenen Grenzen zu halten und nicht frustriert zu sein, wenn nur kleine Schritte möglich sind, auch wenn die früheren Leistungen deutlich höher lagen. Für Hashimoto-Erkrankte ohne Symptome ist regelmäßiger Sport im normalen Ausmaß durchaus möglich und empfehlenswert.

Darf ich ein Sonnenbad nehmen?

Hashimoto-Kranke stellen bei sich häufig eine Sonnenunverträglichkeit fest. Direkte Sonneneinstrahlung sollten Sie vermeiden. Für Sonnenbäder gilt: Keine Sonnenbäder in der Mittagshitze, Schutz der Haut durch Sonnencreme mit hohem Lichtschutzfaktor, Reduzieren der Anzahl der Sonnenbäder, Schutz der Augen durch eine hochwertige, getönte Sonnenbrille. Wer zusätzlich an der Weißfleckenerkrankung (Vitiligo) leidet, sollte zu viel Sonne vermeiden, weil sonst das Risiko für einen Sonnenbrand steigt.

Wohin in den Urlaub?

Sind die Hormonspiegel im Blut normalisiert, bestehen keine Einschränkungen in der Wahl des Urlaubsgebietes. Auf extreme Belastungen im Urlaub, wie z. B. eine Himalaya-Expedition oder Fasten-Wandern, sollten Sie verzichten, um eine unnötige Belastung des Immunsystems zu vermeiden. Bei einem Aufenthalt am Meer sinkt der Schilddrüsenhormonbedarf und die Schilddrüsenhormondosis muss bei längerem Aufenthalt als zwei Wochen meist reduziert werden. Nach zwei Wochen am Festland steigt der Schilddrüsenhormonbedarf wieder an. Laborkontrollen nach Rückkehr aus dem Urlaub am Meer sollten erst nach zwei Wochen erfolgen.

Krankengymnastik und Massage

Viele Hashimoto-Kranke leiden unter Gelenk- und Muskelschmerzen, die in einem Teufelskreis zu weiteren Verspannungen führen können. Häufig kommt es zu Schmerzen und Verhärtung der Nackenmuskulatur, aber auch die übrige Muskulatur kann betroffen sein. Krankengymnastik und Massage können zwar die Ursache der Beschwerden nicht beheben, aber einer Verstärkung der Probleme vorbeugen und oft Linderung schaffen. Ziel der Therapie sollte es sein, die zusätzlichen Verspannungen zu lösen. Als besonders hilfreich hat sich in vielen Fällen die kraniosakrale Therapie erwiesen. Hierbei handelt es sich um eine besondere Form der Krankengymnastik. Zu Beginn der Behandlung wird meist nur Massage als wohltuend empfunden. Aktive Krankengymnastik sollte erst zu einem späteren Zeitpunkt begonnen werden.

Eine Schilddrüsenunterfunktion wirkt sich auch auf die Muskulatur aus. Es können Muskelschwäche und eine vermehrte Muskelspannung auftreten, die mit aktiver Krankengymnastik nicht zu beheben sind. Auch unabhängig von der hormonellen Situation können Muskelschmerzen und Verhärtungen auftreten. Oft setzen sie schubweise ein und können zwischenzeitlich auch wieder vollständig verschwinden.Schwimmen hat sich für viele Betroffene als günstig erwiesen. Hier wird die muskelentspannende und gelenkentlastende Wirkung als wohltuend empfunden. Das Wichtigste bei Gelenk- und Muskelproblemen ist die für Sie optimale, individuelle Einstellung der Hormonwerte. Massagen oder Lymphdrainage direkt an der Schilddrüse sollten nicht erfolgen, da dadurch Krankheitsschübe ausgelöst werden können.

Hashimoto-Thyreoiditis und die Familie

Durch eine Hashimoto-Thyreoiditis werden nicht selten auch familiäre Probleme ausgelöst. Bei einigen Betroffenen findet sich eine erhöhte Reizbarkeit, andere versinken in trauriger Stimmung. Ihre Familie erkennt Sie oft nicht wieder. Gut gemeinte Ratschläge wie »Mach doch mehr Sport und iss weniger« ohne Kenntnis der Erkrankung verschärfen die Situation. Der Erkrankte wird missverstanden und nicht selten als faul und psychisch krank eingeschätzt.

Hashimoto-Thyreoiditis verursacht oft Probleme im Umgang mit der Familie und Freunden.

Klären Sie Ihre Familienangehörigen genau über die Krankheit und ihre Auswirkungen auf. Die Hashimoto-Thyreoiditis kann eine schwierige Krankheit sein, auch für die Angehörigen. Es ist wichtig, dass Sie sich nicht als Belastung oder

»Zumutung« für Ihre Familie empfinden. Sie haben sich die Krankheit nicht ausgesucht. Kinder können oft sehr gut mit Krankheiten in der Familie umgehen. Erklären Sie ihnen, warum Sie nicht so belastbar sind wie andere Menschen. Langfristig werden Sie Ihren Kindern durch das Leben mit Problemen und mit Krankheit eine bessere Grundlage für spätere Problembewältigung mitgeben, als es durch ein sorgenfreies Leben möglich wäre.Aufgrund der in einigen Fällen zahlreichen Krankheitsbeschwerden können Beziehungen zerbrechen, aber auch enger werden. Dies gilt für Freundschaften ebenso wie für die Partnerschaft. Wo die Freundschaft schon vorher nicht belastbar war, wird sie an der Krankheit möglicherweise zerbrechen. Hashimoto kann eine große Belastung für Familie und Freunde sein. Diese Belastung gemeinsam zu tragen, kann Freundschaften und Beziehungen aber auch intensiver werden lassen.

Beziehungen können sich trotz vieler Probleme intensivieren.

Hashimoto-Thyreoiditis und Partnerschaft

Auch der Partner wird durch die Krankheit bei dem seltenen schweren Verlauf sehr stark gefordert. Bitte beachten Sie: Dies gilt nicht für die häufigeren leichten Erkrankungsverläufe. Ständiges Geduld-haben-Müssen auf der einen Seite, fehlende Belastbarkeit, Stimmungsschwankungen und ein verändertes Körperbild auf der anderen Seite machen die Beziehung häufig schwieriger. Gemeinsame Freizeitaktivitäten können in einigen Fällen nicht wie vor der Krankheit weitergeführt werden. Der gemeinsame Lebensplan muss in einigen Fällen neu überdacht werden, wenn es z. B. dem Betroffenen nicht möglich ist, zu arbeiten.

Bei Menschen, die an Gewicht zugenommen haben und die auch nach optimaler hormoneller Einstellung nur mühsam oder gar nicht zu ihrem Gewicht aus gesunden Tagen zurück gelangen, kann das Selbstwertgefühl vermindert sein. Bitte denken Sie daran, das Gewicht macht nicht den Wert eines Menschen aus.

Dies ist in Zeiten, in denen Fitness und Aussehen einen hohen Stellenwert besitzen, besonders schwierig zu vermitteln. Es kann aber trotzdem gelingen, ein positives Selbstbild aufzubauen, das sich auf wichtigere Werte gründet. Hier ist der Austausch mit anderen Erkrankten eine hilfreiche Unterstützung.

In der akuten Phase kann auch die Sexualität beeinträchtigt sein. Hier spielen die Schilddrüsenhormone eine wichtige Rolle. Die sexuellen Probleme werden von Erkrankten häufig nicht thematisiert. Dem Arzt gegenüber wird das Problem oft aus Scham verschwiegen. Sprechen Sie deshalb mit Ihrem Arzt oder in einer Selbsthilfegruppe über diese Probleme, auch wenn das Mut erfordert. Sprechen Sie vor allem mit Ihrem Partner darüber, dass nicht er, sondern Ihre Krankheit die Ursache der Veränderung ist. Fast immer werden die Probleme verschwinden, sobald die Schilddrüsenfunktion medikamentös gut eingestellt ist. Wenn es auch dann nicht besser wird, sollten Sie eine Bestimmung der weiblichen und männlichen Hormone durchführen lassen. Diese können durch die Erkrankung ebenfalls verändert sein. Eine Behandlung führt dann oft zur Besserung.

Trauen Sie sich, auch das Thema Sexualität anzusprechen.

Krankschreibung

Eine rechtzeitige Krankschreibung kann eine Zuspitzung der Krankheit verhindern. Weiterarbeiten »bis nichts mehr geht« ist die falsche Einstellung. Lassen Sie sich also – falls erforderlich – krankschreiben, und beraten Sie sich mit einem erfahrenen Arzt. Nehmen Sie Rücksicht auf sich und Ihre Krankheit. Es ist besser, ein paar Tage krank zu sein, über das akute Stadium hinwegzukommen und seine Kraftreserven aufzufüllen, als bis zur völligen Erschöpfung zu arbeiten und dann sehr viel länger krank zu sein. Nehmen Sie Ihre Arbeit wichtig, aber nehmen Sie sich selbst wichtiger.

Rente

In einigen Fällen, insbesondere bei zusätzlich bestehenden anderen Autoimmunkrankheiten, kann es zu einer vorübergehenden oder dauernden Beeinträchtigung der Arbeitsfähigkeit kommen. Ein Rentenverfahren kann in diesen Fällen erwogen werden. Aufgrund einer Hashimoto-Thyreoiditis allein wird ein Rentenverfahren zurzeit in Deutschland meist abgelehnt. Die Bewertung der Hashimoto-Thyreoiditis als reine Schilddrüsenkrankheit wird der individuell unterschiedlich verlaufenden Erkrankung des Immunsystems nicht gerecht. Durch vermehrte Aufklärung erhoffen wir uns ein besseres Verständnis für die Krankheit und eine größere Akzeptanz bei der Anerkennung von Rentenanträgen bei entsprechender Symptomatik. In vielen Fällen kann aber allein durch eine gute hormonelle Einstellung eine normale Arbeitsfähigkeit erreicht werden.

Schwerbehinderung

Über das zuständige Versorgungsamt kann ein Antrag auf Feststellung einer Behinderung gestellt werden. Auch hier ergeben sich Schwierigkeiten in der Bewertung der Hashimoto-Thyreoiditis. Die Anerkennung besonderer gesundheitlicher Beeinträchtigungen im Rahmen der Autoimmunerkrankung sollte in jedem Fall individuell beurteilt und berücksichtigt werden. Die Unterlagen können Sie persönlich beim zuständigen Versorgungsamt Ihres Wohnsitzes beantragen. Hilfreich sind bei der Antragsstellung Behinderten-Ratgeber, die Sie über den Buchhandel beziehen können. Auch eine entsprechende Stellungnahme von einem Spezialisten für die Hashimoto-Thyreoiditis kann von Nutzen sein.

Lage der Schilddrüse und Untersuchungsmethoden

C

Die Schilddrüse wird medizinisch als »Glandula thyreoidea« bezeichnet. Sie liegt als kleines schmetterlingsförmiges Organ vor der Luftröhre. Der obere Rand grenzt an den Schildknorpel des Kehlkopfes. Bei einigen Menschen ist der Schildknorpel als »Adamsapfel« gut zu sehen.

Die Schilddrüse besteht aus zwei Lappen, die durch ein kleineres Zwischenstück, den Isthmus, miteinander verbunden sind. In seltenen Fällen kann sogar eine Auswölbung bis zum Mundboden bestehen. Dieser Anteil wird dann als Ductus thyreoglossus bezeichnet. Der Ductus thyreoglossus ist ein Überbleibsel aus der Embryonalzeit und stellt eine nicht krankhafte Variation der Anatomie dar. Seitlich auf der Rückseite der Schilddrüse finden sich beidseits je zwei (gelegentlich auch drei) Nebenschilddrüsen (Epithelkörperchen oder Glandulae parathyreoideae), in denen Parathormon gebildet wird. Parathormon ist für die Regulierung des Kalziumhaushaltes erforderlich. Die Nebenschilddrüsen sind nur reiskorngroß und liegen außerhalb der Organkapsel der Schilddrüse.

Seitlich grenzen rechts und links die großen Halsgefäße (Halsschlagader und Vene) an die Schilddrüse. Der für die Funktion der Stimmbänder sorgende Nerv (Nervus laryngeus recurrens) zieht auf beiden Seiten seitlich hinten an der Schilddrüse entlang. Bei einer Schilddrüsen-Operation ist es wichtig, diese Nerven genau darzustellen und zu schonen, denn sie sind für die Stimmbildung und Atmung notwendig.

Was ist eine Struma?

Eine Struma bezeichnet allgemein die krankhafte Vergrößerung der Schilddrüse. Der Begriff ist nicht auf autoimmune Schilddrüsenkrankheiten beschränkt. Wird das vergrößerte Gewebe operativ entfernt, sprechen die Ärzte von einer Strumektomie. Eine Struma ist dabei noch keine Diagnose oder Funktionsbeschreibung, sondern lediglich eine Beschreibung für eine zu große Schilddrüse.

Es gibt unterschiedliche Ursachen für eine Vergrößerung der Schilddrüse. Eine Struma kann bei Jodmangel ohne Funktionsstörung der Schilddrüse oder bei einer autoimmunen Überfunktion auftreten. So

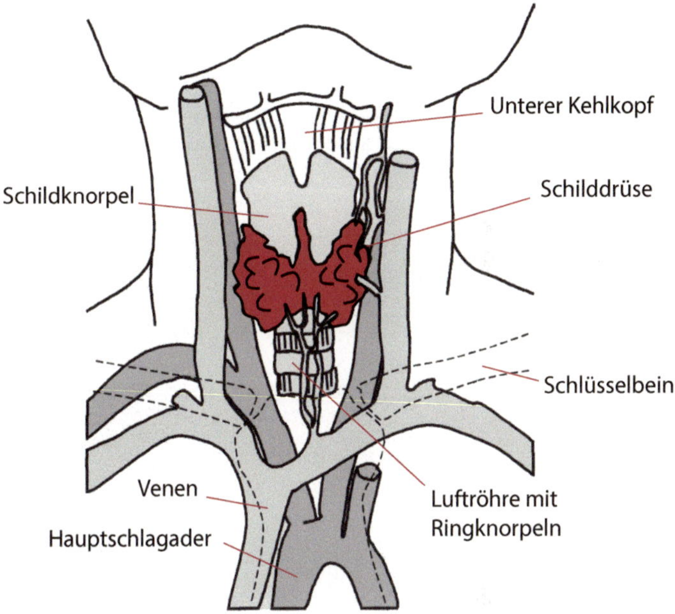

Abbildung 1: Anatomische Darstellung der Schilddrüse und der sie umgebenden Strukturen.

unterschiedlich wie die Ursachen sind die Behandlungsmethoden bei einer Struma. Eine vergrößerte Schilddrüse kann der Arzt ertasten. Bei starker Vergrößerung ist sie auch schon mit bloßem Auge erkennbar. Wenn Sie eine vergrößerte Schilddrüse haben, können Sie mitunter selbst den Druck auf das umliegende Gewebe oder ein Kloßgefühl im Hals spüren.

Wie groß ist die normale Schilddrüse?

Die Größe der Schilddrüse – oder genauer gesagt – das Volumen wird in Milligramm oder Millilitern (ml) angegeben. Der Arzt kann mithilfe der Ultraschalluntersuchung feststellen, wie groß Ihre Schilddrüse ist.

Die normale Größe der Schilddrüse unterscheidet sich je nach Alter, Geschlecht und Körpergröße des Untersuchten. Ein großer Mann wird beispielsweise ein größeres Schilddrüsenvolumen haben als ein kleiner. Eine für ihr Alter kleine 6-Jährige wird ein geringeres Schilddrüsenvolumen haben als ein gleich altes, aber insgesamt sehr großes Kind.

Tabelle 3: Schilddrüsenvolumen bei Erwachsenen

Frauen	10–18 ml
Männer	18–25 ml

Tabelle 4: Schilddrüsenvolumen bei Kindern und Jugendlichen (Ultraschalldiagnostik in Pädiatrie und Kinderchirurgie. Lehrbuch und Atlas, Hofmann et al. 2005).

Körpergewicht (kg)	Schildrüsenvolumen (ml)		
	Mittelwert m	m - 2 SD	m + 2 SD
0–5	0,9	0,5	1,8
> 5–10	1,4	0,9	2,4
> 10–20	2,6	1,4	4,9
> 20–30	4,4	2,2	8,8
> 30–40	6,3	3,5	11,6
> 40–50	10,5	5,3	21,0
> 50	10,4	5,3	21,0

Bei den Normwerten müssen individuelle Besonderheiten berücksichtigt werden. Die Normwerte sind lediglich Anhaltspunkte. Im Einzelfall kann eine Schilddrüse von 10 ml Größe für eine Frau bereits deutlich zu klein oder noch normal groß sein. Wird bei mehreren zeitlich versetzten Messungen eine Wachstumstendenz oder ein Schrumpfen der Schilddrüse festgestellt, so hat dies eine höhere Aussagekraft als ein einzelner abweichender Wert. Bei guter Jodversorgung liegt die normale Schilddrüsengröße heute eher niedriger als in der oben angegebenen Tabelle. Neue Normwerte existieren jedoch noch nicht.

Halsschmerzen, das Gefühl, einen Kloß im Hals zu haben und Heiserkeit können durch eine Hashimoto-Thyreoiditis ausgelöst werden. Diese Symptome können sowohl bei einer Vergrößerung als auch bei einer Verkleinerung auftreten. Manchmal treten die Symptome schubweise auf und werden von Phasen unterbrochen, in denen am Hals Beschwerdefreiheit besteht. Die Heiserkeit, die gelegentlich auftritt, wird durch eine anatomische Besonderheit verursacht. Die beiden Nerven (Nervus laryngeus recurrens), die für die Funktion der Stimmbänder zuständig sind, ziehen entlang der Schilddrüse.

Eine Entzündung der Schilddrüse kann die Funktion dieser Nerven beeinträchtigen. Die Stimmbänder arbeiten dann zwar noch, aber die Stimme kann heiser und rau klingen.

Ultraschalluntersuchung

Die Ultraschalluntersuchung oder Sonografie ist eine schmerzlose und nebenwirkungsfreie Untersuchung, bei der durch Ultraschallwellen ein Bild der Schilddrüse gewonnen wird. Sie eignet sich zur Beurteilung der Schilddrüsengröße und -struktur und deren Veränderung im Laufe der Zeit. Auch flüssigkeitsgefüllte Hohlräume (Zysten) oder Knoten können nachgewiesen werden. Die gesunde Schilddrüse erscheint auf dem Ultraschallbild eher hellweißlich (echoreich) im Gegensatz zur umgebenden Muskulatur.

Eine Hashimoto-Schilddrüse stellt sich dagegen im Ultraschall eher dunkler (echoarm) dar. Echoarm kann die Schilddrüse außer bei der Hashimoto-Thyreoiditis auch bei einem Morbus Basedow sein. Knoten können mittels Ultraschall und zusätzlich durch eine Szintigrafie beurteilt werden. Je nach Art und Größe sind weitere regelmäßige Kontrolluntersuchungen notwendig. In einigen Fällen kann auch eine Punktion der Schilddrüse oder eine operative Knotenentfernung nötig sein.

Eine Unterscheidung von hormonproduzierenden (heißen) Knoten oder nicht hormonproduzierenden (kalten) Knoten ist mittels Ultraschall nicht möglich.

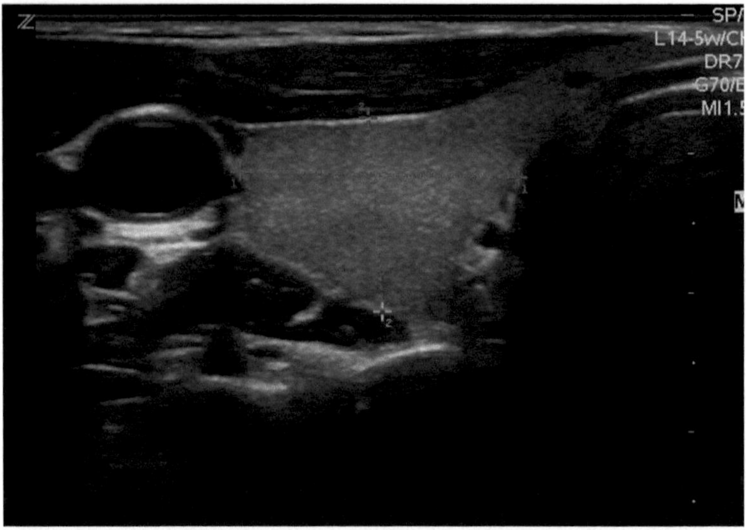

Abbildung 2: Ultraschallbild der normalen Schilddrüse rechts im Querschnitt.

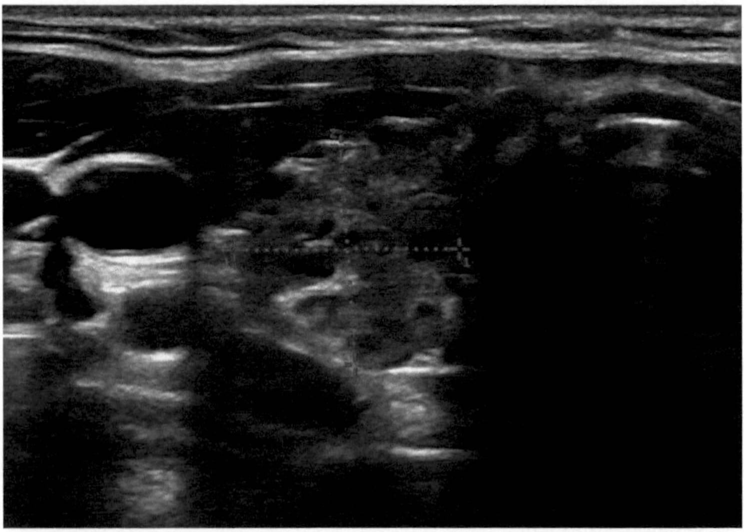

Abbildung 3: Ultraschallbild der rechten Schilddrüsenseite bei einer Hashimoto Thyreoiditis im Querschnitt

Die Szintigrafie

Bei einer Szintigrafie wird ein radioaktives Nuklid (Technetium) in die Blutbahn gespritzt. Durch das Szintigramm kann eine Aussage über die Aktivität des vorhandenen Schilddrüsengewebes gemacht werden. Bei Schwangeren darf wegen der Strahlenbelastung kein Szintigramm gemacht werden. Für die Szintigrafie stehen mehrere radioaktive Nuklide zur Verfügung.

Tabelle 5: Radionuklide für die Szintigrafie der Schilddrüse
99m-Tc-Pertechnetat (Technetium)
123-J oder 131-J (Jod)

Üblich ist heute die Anwendung von Technetium. Das Technetium lagert sich kurzzeitig in der Schilddrüse ein und gibt geringe Mengen radioaktiver Strahlung ab. Die abgegebene Gamma-Strahlung kann als Bild der Schilddrüse auf einer speziellen Röntgenaufnahme sichtbar gemacht werden. Je nach Anreicherung der radioaktiven Substanz in der Schilddrüse können mehrere zeitlich versetzte Aufnahmen bei einem Szintigramm erforderlich sein. Die Untersuchung dauert üblicherweise etwa 15 bis 20 Minuten.
Mithilfe des Szintigramms können verschiedene Funktionszustände der Schilddrüse sichtbar gemacht werden. Aktives und weniger aktives Gewebe stellen sich dabei unterschiedlich dar. Als heiße Knoten oder autonomes Adenom werden Schilddrüsenknoten bezeichnet, die vermehrt und ungehemmt Hormone produzieren. Als kalte Knoten werden Gewebeknoten bezeichnet, die kein Nuklid mehr speichern. Ein kleiner Anteil der kalten Knoten kann den Verdacht auf Schilddrüsenkrebs nahelegen und eine Operation erforderlich machen. Der größte Teil der kalten Knoten ist jedoch gutartig. Kalte oder heiße Knoten können auch bei einer Hashimoto-Thyreoiditis auftreten. Am Tag der Untersuchung sollten Sie kein Schilddrüsenhormon einnehmen, sofern Ihr Arzt Ihnen keine andere Information gibt. Mögliche Komplikationen sind Verletzungen beim Einspritzen in die Vene (extrem selten) oder Herzrhythmusstörungen, die manchmal bei einer

Jod-Szintigrafie auftreten können. Die Strahlenbelastung bei einer Szintigrafie ist gering und liegt etwa in Höhe der Belastung durch eine Röntgenaufnahme der Brustwirbelsäule. Technetium zerfällt mit einer Halbwertszeit von etwa sechs Stunden. Der Uptake gibt an, mit welcher Aktivität die Schilddrüse Hormone umsetzen kann. Normalerweise liegt der Uptake zwischen 0,5 und 2 %.

Tabelle 6: Normaler Technetium-Uptake (Tc-Uptake)

	Tc-Uptake
Normal große Schilddrüse, kein Jodmangel	0,5–2 %

Der Uptake kann aus unterschiedlichen Gründen erniedrigt sein.

Tabelle 7: Erniedrigter Technetium-Uptake (Tc-Uptake)

	Tc-Uptake
Bei Hashimoto-Thyreoiditis	< 0,5 %
Nach einer Jodbelastung (z. B. nach Belastung mit jodhaltigem Kontrastmittel)	< 0,5 %
Bei einer Thyreoiditis de Quervain	< 0,5 %
Wenn die eigene Hormonproduktion durch eine zu hohe Dosis Schilddrüsenhormon (Tabletten) vermindert wird	< 0,5 %

Auch für einen erhöhten Uptake gibt es verschiedene Ursachen.

Tabelle 8: Erhöhter Technetium-Uptake (Tc-Uptake)

	Tc-Uptake
Bei Schilddrüsenautonomie	bis 20 %
Bei Morbus Basedow (autoimmune Überfunktion)	bis 40 %
Bei Hashitoxikose	> 3 %
Bei Jodmangel	2–5 %

Ein Suppressionsszintigramm ist ein spezielles Szintigramm, das zur Aufdeckung warmer Knoten eingesetzt wird. Bei einer Hashimoto-Thyreoiditis ist meist weder ein normales Szintigramm noch ein Suppressionsszintigramm erforderlich.

MiBI-Szintigraphie

Mit der MIBI-Szintigraphie können Hinweise auf Gutartigkeit oder Bösartigkeit von Schilddrüsenknoten gewonnen werden.

TRH-Test

Der TRH-Test oder TSH-Stimulationstest dient zum Nachweis einer versteckten Fehlfunktion der Schilddrüse. Besteht trotz normaler Schilddrüsenhormonspiegel der Verdacht auf eine Unter- oder Überfunktion, kann manchmal der TRH-Test weiterhelfen.

Hierbei wird zunächst das TSH gemessen (TSH basal). Dann bekommt der Betroffene TRH gespritzt oder als Nasenspray verabreicht. Nach zwei Stunden (bei Spray nach 20–30 Minuten) wird dann erneut der TSH-Spiegel gemessen. Anhand der Differenz der Werte kann der Arzt erkennen, ob es Hinweise für eine Unter- oder Überfunktion der Schilddrüse gibt.

Tabelle 9: Normwerte TRH-Test

Normale Funktion	> 0,25 < 2,5 mU/l	> 2,0 < 20 mU/l
Überfunktion	< 0,1 mU/l	< 2,0 mU/l
Unterfunktion	meist > 2,0 mU/l	> 20 mU/l

Durch die TRH-Spritze/Spray kann ein Wärmegefühl im Körper und ein starker Druck auf die Blase ausgelöst werden. Auch Schwindel und Übelkeit können auftreten. Der TRH-Test kann durch die Einnahme verschiedener Medikamente verfälscht werden. Es ist deshalb sinnvoll, anzugeben, welche weiteren Medikamente Sie einnehmen, wenn ein solcher Test bei Ihnen gemacht werden soll. Bei Verwendung hoch empfindlicher TSH-Bestimmungsmethoden ist der TRH-Test heute meist entbehrlich.

Thyreoglobulin

Thyreoglobulin ist ein Protein, das bei der Speicherung und Hormonbildung in der Schilddrüse eine wichtige Rolle spielt. Thyreoglobulin spiegelt die Menge des vorhandenen Schilddrüsengewebes wider. Nach vollständiger Entfernung der Schilddrüse liegt der Wert unterhalb von 1–2 µg/l. Er spielt bei einer Hashimoto-Thyreoiditis keine Rolle, wird hier auch nicht bestimmt und wird nur der Vollständigkeit halber erwähnt. Bei Schilddrüsenkrebs ist er ein wichtiger Parameter, da er nach einer Operation auf verstecktes Schilddrüsengewebe hinweisen kann. Er dient nur bei Schilddrüsenkrebs in der Nachbetreuung als Tumormarker.

Tabelle 10: Normwerte für Thyreoglobulin

Normwert Thyreoglobulin	< 55 µg/l
Nach Entfernung der Schilddrüse	< 1–2 µg/l

Symptome

D

Die Symptome der Hashimoto-Thyreoiditis können sich in vielfältiger Ausprägung zeigen. Neben den häufigen symptomlosen oder symptomarmen Erkrankungsformen, die durch einen Ausgleich der Schilddrüsenhormone vollständig behoben werden können, gibt es auch Verläufe mit zahlreichen unterschiedlichen und verwirrenden Symptomen. Oft beginnt die Erkrankung langsam, sodass die Betroffenen die Symptome zunächst kaum wahrnehmen.

Zu Beginn der Erkrankung kann eine Phase der Überfunktion auftreten.

Anfänglich stehen manchmal die Symptome einer Überfunktion im Vordergrund. Diese sogenannte »Hashitoxikose« führt in der Anfangsphase zu einer milden Überfunktion, die dann allmählich von einer chronischen Unterfunktion abgelöst wird. Verläufe mit schwankenden Hormonwerten, bei denen der Erkrankte zwischen Über- und Unterfunktion hin und her wechselt, kommen ebenfalls vor.

Zusätzlich zu den Symptomen durch veränderte Hormonspiegel können Symptome auftreten, die auf Auswirkungen des Immunprozesses und der Antikörper zurückzuführen sind. Diese Symptome sind hier als Symptome der Immunerkrankung zusammengefasst. Eine Trennung der hormonell bzw. immunologisch bedingten Symptome ist schwierig, weil nicht immer klar ist, welche Symptome durch die Hormone und welche Symptome durch die Immunvorgänge und die veränderten Antikörper außerhalb der Schilddrüse zustande kommen.

Das führende Symptom von Hashimoto ist die Unterfunktion.

Allgemein stehen die Symptome der Unterfunktion im Vordergrund. Diese sollten so früh wie möglich durch eine passende Menge an Schilddrüsenhormon ausgeglichen werden. Sie sind unter »Symptome der Unterfunktion« zusammengefasst.

Schilddrüsenhormone sind für die Regulierung zahlreicher Körperfunktionen zuständig. Die Abbildung 4 zeigt die unterschiedlichen Orte, an denen die Schilddrüsenhormone ihre Wirkung entfalten. So zahlreich wie die Aufgaben der Schilddrüse sind die Symptome bei einer Über- oder Unterfunktion.

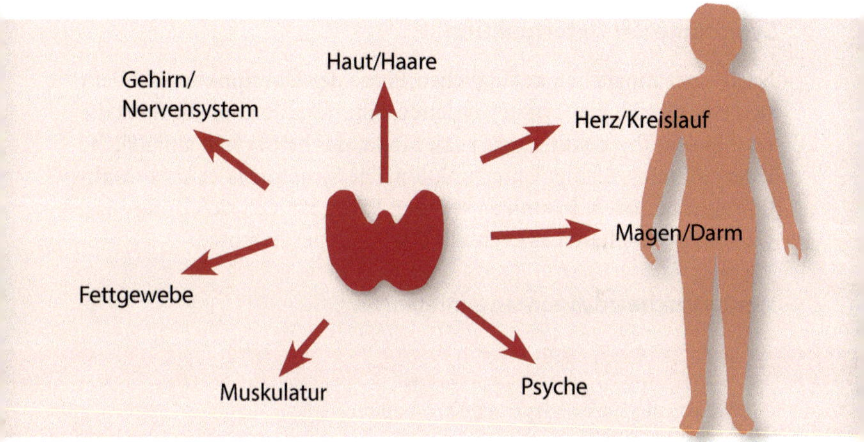

Abbildung 4: Wirkungsbereiche der Schilddrüsenhormone im Organismus.

Oft ist es nicht einfach, die Symptome richtig zu deuten. Verwirrend ist, dass auch paradoxe Symptome auftreten können, wie z. B. Schwitzen, Herzrasen und Schlafstörungen in der Unterfunktion oder Müdigkeit und andere Symptome in der Überfunktion. Individuell können in Abhängigkeit von der Hormonlage unterschiedliche Symptome auftreten. Notieren Sie bei Problemen immer Ihre Symptome und die aktuellen Hormonwerte, damit Sie ein Gefühl dafür bekommen, wie Ihr Körper reagiert. Es ist für Sie dann langfristig einfacher festzustellen, welche Hormonlage vorliegt. Wichtig ist bei allen Problemen die Betreuung durch einen Hormonspezialisten (Endokrinologen).

In einem eigenen Kapitel werden die Symptome der bei der Hashimoto-Thyreoiditis seltenen Augenerkrankung (endokrine Orbitopathie) aufgeführt. Bei einem Teil der Betroffenen treten weitere autoimmune Krankheiten auf. Diese sind in Tabelle 15 aufgeführt. Die Symptome dieser Krankheiten können hier wegen der Menge an Informationen nicht erschöpfend behandelt werden. Wichtig ist für den Erkrankten und seinen Arzt, bei untypischen Symptomen an das Vorliegen einer Zweiterkrankung zu denken.

Symptome der Unterfunktion

Nach einer möglichen anfänglichen Phase der Überfunktion schließt sich eine allmählich stärker werdende Unterfunktion an. Oft führt die Hashimoto-Thyreoiditis aber auch direkt, das heißt ohne anfängliche Überfunktion, zu einer Unterfunktion. Die Symptome der Unterfunktion sind zahlreich. In einigen seltenen Fällen können sich Unter- und Überfunktionsphasen abwechseln (Hypo-Hyperthyreose).

Welche Beschwerden können auftreten?

Tabelle 11: Symptome der Unterfunktion
Müdigkeit, allgemeine körperliche Erschöpfung
Konzentrationsschwäche, Gedächtnisschwäche
Hoher Blutdruck mit langsamem Puls unter 70, selten niedriger Blutdruck
Herzstolpern, Herzrasen, unangenehmer Herzschlag vor Allem in Ruhe
Depressive Stimmung, Depression, Angst- und Panikattacken, Gereiztheit
Druck am Hals, Schluckstörungen, Heiserkeit, Räuspern müssen
Trockene, struppige, stumpfe und glanzlose Haare
Haarausfall
Blässe
Schuppende und juckende Kopfhaut, schuppende Augenbrauen
Verstopfung, Blähungen (selten Durchfall)
Leichtes Frieren, niedrige Körpertemperatur
Schwitzen an Handflächen und Füßen
Gewichtszunahme (selten Gewichtsabnahme)
Bei Frauen Zyklusstörung oder Ausbleiben der Regelblutung
Abnahme des sexuellen Verlangens
Nächtliches Kribbeln und Einschlafen von Händen und Unterarmen (Karpaltunnelsyndrom)
Aufwachen in der zweiten Nachthäfte
Schwitzen vor allem am Oberkörper in der zweiten Nachthälfte

Nachlassendes Hörvermögen, Ohrgeräusche, Sehstörungen (unscharf Sehen, verschwommen Sehen)
Dunkle Augenränder oder Unterlidschwelllungen, morgendliche Wassereinlagerungen um die Augen und in den Wangen, Morgendlich geschwollene Finger
Schwindel
Atemnot bei Belastung
Nackenschmerzen, Nackenverspannungen
heiße Füße nachts

Die Symptome der Unterfunktion äußern sich vor allem in Müdigkeit und Konzentrationsschwäche. Das Gewicht steigt an – trotz normaler oder verringerter Nahrungsmenge.

Häufig kommt es im Rahmen der Hashimoto-Thyreoiditis zu einem Gewichtsanstieg. Es sind jedoch auch Krankheitsfälle bekannt, bei denen trotz Unterfunktion und ausreichender oder vermehrter Nahrungsaufnahme ein Gewichtsverlust eintritt. Bei unklarem Gewichtsverlust sollten Sie zusätzliche Krankheiten wie z. B. Darmerkrankungen (Zöliakie, Colitis ulcerosa, Morbus Crohn, Laktoseintoleranz) ausschließen lassen, die in Verbindung mit einer Hashimoto-Thyreoiditis auftreten können. Auch nach Normalisierung der Schilddrüsenwerte im Blut kommt es bei einigen Betroffenen weiterhin zu hartnäckigen Gewichtsproblemen. Die Ursache der meist bestehenden unangemessenen Gewichtszunahme ist noch nicht geklärt. Neben den Schilddrüsenhormonen dürften auch andere Hormone (Insulin, Leptin, Androgen, Gestagen, Östradiol, Wachstumshormon) eine Rolle spielen.

Bei Gewichtszunahme kann eine Unterfunktion der Schilddrüse die Ursache sein.

Einige Erkrankte profitieren von einer Umstellung des Schilddrüsenhormonersatzes von reinem T4 auf Kombinationsmedikamente, die neben T4 auch T3 enthalten. Oft kann dadurch die übermäßige Gewichtszunahme gestoppt werden, wenn trotz normaler Schilddrüsenwerte unter L-Thyroxin ein weiterer Gewichtszuwachs auftritt. Andere

Gründe für eine Gewichtszunahme bei Hashimoto-Thyreoiditis können zusätzliche Erkrankungen wie eine Insulinresistenz oder bei Frauen ein PCO-Syndrom sein (siehe Kapitel »Hormone«). Es können auch alle drei Faktoren gemeinsam Übergewicht auslösen (Schilddrüsenunterfunktion, Insulinresistenz und PCO-Syndrom). Wichtig ist es, bei Übergewicht die verschiedenen möglichen Ursachen zu klären und zu behandeln.

Menschen mit einer Schilddrüsenunterfunktion neigen zum Frieren. Bei einem erniedrigten Stoffwechselumsatz wird Kälte nur schlecht toleriert. Die Körpertemperatur ist oft vermindert. Fast regelmäßig tritt eine Trägheit der Magen-Darm-Tätigkeit auf, sodass einige Betroffene Abführmittel einnehmen. Blähungen sind ein typisches Unterfunktionszeichen.

Das nächtliche wiederholte »Einschlafen« und Kribbeln von Händen und Unterarmen, das sogenannte Karpaltunnelsyndrom, kann durch die Unterfunktion bedingt sein. Nach Normalisierung der Schilddrüsenhormone bildet es sich im Allgemeinen zurück. Neben einer Schilddrüsenunterfunktion gibt es noch andere Gründe für ein Karpaltunnelsyndrom, die bei Fortbestehen der Beschwerden trotz normalisierter Schilddrüsenhormone ausgeschlossen werden müssen. Ein häufiges Unterfunktionssymptom ist das Auftreten von Herzrasen und Herzstolpern in Ruhe, also z. B. auf dem Sofa oder im Bett. Auch Ohrgeräusche (Tinnitus) können im Rahmen einer Unterfunktion auftreten. Einige Betroffene bemerken eine Abnahme ihrer Hörfähigkeit, die sich mit Einstellung der Schilddrüsenhormone in den Referenzbereich wieder vollständig normalisiert. Einige Erkrankte wachen in der Unterfunktion nachts zwischen drei und vier Uhr auf und sind für einige Stunden hellwach. Nach einem Überstrecken der Füße kann es zu Muskelkrämpfen in den Zehen oder im Fußgewölbe kommen.

Sehr häufig kommt es bei Frauen mit einer Unterfunktion zu Zyklusstörungen und ungewollter Kinderlosigkeit. Weitere Informationen dazu, im Kapitel »Hormone«. Selten tritt bei einer Unterfunktion durch Hashimoto eine Blutgerinnungsstörung auf, das erworbene Willebrand-Jürgens-Syndrom. Es kommt zu einer vermehrten Blutungsneigung in der Unterfunktion (Nasenbluten, blaue Flecke). Mit Normalisierung der Hormonsituation verschwindet die Gerinnungsstörung.

Die Symptome unterscheiden sich je nachdem ob eher ein T3-Mangel oder ein T4-Mangel vorliegt. So bestehen bei Menschen mit einem T4-Mangel (zu wenig Thyroxin) häufig Müdigkeit, Nackenschmerzen, geblähter Bauch, trockene Haut, Aufwachen in der zweiten Nachthälfte und Herzholpern. Menschen mit einem T3-Mangel leiden eher unter Stimmungsschwankungen, Konzentrationsstörungen, Wassereinlagerungen, Gewichtszunahme und Muskelschmerzen.

Hashitoxikose und Symptome der Überfunktion

Zu Beginn der Erkrankung machen einige Hashimoto-Kranke eine kurzzeitige Phase der Überfunktion durch. Diese Phase kann auch unbemerkt ablaufen oder ausbleiben. Die Ursache ist eine immunologische Zerstörung von hormonspeicherndem Schilddrüsengewebe. Gelegentlich können in dieser Phase bei einigen Betroffenen auch Antikörper auftreten, die den TSH-Rezeptor der Schilddrüse stimulieren und somit eine Überfunktion hervorrufen.

Die Symptome der Überfunktion sind vielfältig. Die meisten Symptome sind sogenannte Allgemeinsymptome wie Nervosität, Schlaflosigkeit und Neigung zum Schwitzen. Manche Symptome schleichen sich langsam ein, ohne dass an eine Krankheit gedacht wird. Andere können abrupt einsetzen. Oft werden die Symptome wie Schlaflosigkeit, übermäßiges Schwitzen, Durchfall, Zittern und Herzklopfen zunächst verkannt und der Lebenssituation zugeordnet. In vielen Fällen wird zu diesem Zeitpunkt kein Arzt aufgesucht. Viele Erkrankte können sich jedoch an eine zurückliegende Phase erinnern, in der die beschriebenen Symptome auftraten. Die Überfunktionssymptome zu Beginn einer Hashimoto-Thyreoiditis sind meist nicht stark ausgeprägt. Eine Behandlung mit schilddrüsenhemmenden Medikamenten (Thyreostatika) ist weder erforderlich noch wirksam.

Wenn die Überfunktion durch eine Zerstörung von hormonspeicherndem Gewebe in der Schilddrüse verursacht wird, können Thyreostatika, die die Bildung von Schilddrüsenhormonen vermindern, nicht wirken. Die individuelle Behandlung sollte durch einen Hormonspezialisten (Endokrinologen) erfolgen.

Welche Beschwerden können auftreten?

Die Erkrankten spüren eine innere Unruhe und Gereiztheit. Sinneseindrücke können intensiver wahrgenommen werden. Auch Gefühle werden intensiver erlebt. Die Stimmungsausschläge sind in den positiven wie auch in den negativen Bereichen größer. Häufig wird eine vermehrte Erschöpfung bereits nach kleinen Anstrengungen bemerkt.

Tabelle 12: Symptome der Überfunktion
Herzklopfen, Herzjagen
Hoher Blutdruck
Nervosität, Reizbarkeit
Muskelschwäche, Muskelschmerzen
Zittern der Hände
Schlafstörungen
Schwitzen, feuchtwarme Haut
Heißhunger und Durst
Gewichtsverlust trotz gutem Appetit
Weicher Stuhlgang
Bei Frauen: Störungen des Menstruationszyklus (unregelmäßige oder verstärkte Blutungen, Ausbleiben der Regelblutung)

Schlaflosigkeit, Angst und Panikgefühle werden von vielen Betroffenen geschildert. Typische Zeichen sind die vermehrte Neigung zu Schwitzen und weichem Stuhlgang. Werden die Hände und Finger ausgestreckt, so ist oft ein feinschlägiges Zittern sichtbar.

Die Überfunktion der Schilddrüse führt in einigen Fällen zu Zyklusstörungen. Neben übermäßigen Blutungen können verkürzte oder verlängerte Zyklen auftreten. Auch das Ausbleiben der Menstruation ist möglich. In einigen Fällen treten muskelkaterartige Schmerzen und Muskelschwäche besonders im Schultergürtelbereich und in den Beinen auf. Auch im Bereich der Rückenmuskulatur kann es zu schmerzhaften Muskeln und erhöhter Muskelspannung kommen.

Das Herzjagen bildet sich mit abklingender Überfunktion langsam zurück. Eine Veränderung der Herzfrequenz kann auch bei einer Schilddrüsenunterfunktion bemerkt werden. In wissenschaftlichen Untersuchungen sind bei Morbus Basedow und bei Hashimoto-Thyreoiditis gehäuft spezifische Herzklappenveränderungen festgestellt worden (Mitralklappenprolaps). Eine Ultraschalluntersuchung des Herzens bei Menschen mit einer autoimmunen Schilddrüsenkrankheit und Herzbeschwerden ist daher sinnvoll. Bei Herzproblemen sollten Sie Ihren Endokrinologen darauf aufmerksam machen und gegebenenfalls einen Herzspezialisten (Kardiologen) aufsuchen. Meist findet sich »nur« eine funktionelle Störung, die durch die veränderten Hormonwerte ausgelöst wurde und sich mit deren Normalisierung wieder zurückbildet. Eine genaue ärztliche Abklärung ist dennoch erforderlich, um andere, nicht autoimmun bedingte Herzerkrankungen sicher auszuschließen.

Symptome der Immunerkrankung

Zusätzlich zu den Symptomen der Schilddrüsenfehlfunktion können Symptome auftreten, die durch die Störung des Immunsystems hervorgerufen werden. In einigen Fällen ist eine Abgrenzung, ob die veränderten Schilddrüsenhormone die Beschwerden verursachen oder die Immunerkrankung, nicht möglich. Bitte denken Sie daran, dass der größere Teil der Hashimoto-Kranken nach einem angepassten Schilddrüsenhormonersatz keine Symptome der Immunerkrankung zeigt. Die Variationsbreite der Hashimoto-Thyreoiditis kann jedoch von symptomlosen Formen bis zu Formen mit verschiedenen, schwer zu behandelnden Symptomen reichen. Die Immunkrankheit kann sich auf zahlreiche Organsysteme und Gewebe außerhalb der Schilddrüse auswirken.

Die Erkrankung läuft mit einer Grundaktivität ab. Im Verlauf können Krankheitsschübe auftreten. Oft bemerken Erkrankte während eines Entzündungsschubs Grippegefühl, Schluckstörungen und Erschöpfung. In einigen Fällen kommt es zu einem schubweisen Verlauf mit Fieber und Lymphknotenschwellungen. Viele Betroffene bemerken Heiserkeit und müssen sich oft Räuspern. Einige Erkrankte müssen

besonders morgens Schleim abhusten, der im Bereich des Kehlkopfs entsteht und wahrscheinlich durch die lokale Entzündung verursacht wird.
Krankheitsschübe können unbemerkt ablaufen oder symptomatisch. Sie können durch Infektionen oder Impfungen ausgelöst werden oder häufig spontan ohne erkennbare Ursache auftreten. Krankheitsschübe klingen nach einigen Tagen bis Wochen wieder ab,
Bei fieberhaften Schüben und Lymphknotenschwellungen kannn der Einsatz von niedrig dosiertem Cortison zur Dämpfung der Immunreaktion überlegt werden. Bei wiederholten fieberhaften Schüben ist eine operative Entfernung der Schilddrüse im Intervall (außerhalb des Krankheitsschubs) möglich.

Im Verlauf der Hashimoto-Thyreoiditis können unterschiedliche Hautveränderungen auftreten. Statistische Daten für die Häufigkeit von Hautveränderungen, die zusammen mit der Hashimoto-Thyreoiditis auftreten, liegen zurzeit nicht vor. Viele Erkrankte zeigen stecknadelkopfgroße weiße Flecken (Depigmentierungen) an der Außenseite der Unterarme und den Schienbeinen. Häufig sind braune oder rötliche, unregelmäßige Pigmentstörungen am Hals oder randbetont im Gesicht besonders bei eher dunklem Hauttyp.

Nicht selten findet sich zusätzlich zur Hashimoto-Thyreoiditis eine chronische Hauterkrankung, die Rosazea, die mit Antibiotikacreme oder -tabletten behandelt wird. Bei der Rosazea treten rötliche Papeln und rote Äderchen im Gesicht auf. Papeln sind »Pickel ohne Eiter«. Selten finden sich bei der Rosazea auch Eiterpickel. Bei Genuss von Alkohol, stark gewürzten Speisen, emotionaler Erregung und beim Betreten warmer Räume kann es zu einer starken Rötung des Gesichtes kommen. Für Diagnose und Behandlung sollten Sie einen Hautarzt aufsuchen. Die Rosazea ist bei optimaler Schilddrüsenhormonbehandlung nur wenig aktiv. Eine Unterfunktion bringt die Rosazea zum Blühen.

Welche Beschwerden können auftreten?

Selten erkranken Hashimoto-Kranke an einer autoimmunen Erkrankung der Nebennieren. Diese Krankheit heißt Morbus Addison. Der Morbus Addison kann sich durch eine Braunverfärbung der Haut

Tabelle 13: Symptome der Immunkrankheit
Gelenkschmerzen (Finger und Knie)
Muskelschmerzen
Verhärtung von Sehnen und Muskeln, besonders im Nackenbereich
Schmerzen im Bereich der Schilddrüse, Schluckstörungen, Heiserkeit
Unterschiedliche Hautveränderungen (z. B. Urtikaria, Rosazea, Ekzem um den Mund herum oder Hautverfärbungen im Gesicht und Halsbereich, Pigmentierungsstörungen und Neubildung von Leberflecken am gesamten Körper)
Trockenheit der Schleimhäute (Sicca-Syndrom)
Stimmungslabilität (sowohl durch Immunkrankheit ausgelöst als auch durch hormonelle Veränderungen)
Neurologische Symptome (Neuritiden)
Extrem selten epileptische Anfälle, Halluzinationen, psychiatrische Symptome (Hashimoto-Enzephalopathie)
Allgemeine Schwäche, Erschöpfung, grippeähnliches Gefühl
Blutarmut
Übelkeit und Magen-Darm-Probleme, Verdauungsprobleme
Augenerkrankung (endokrine Orbitopathie)
Lymphknotenschwellung
Infektanfälligkeit (Bakterien, Viren, Pilze)
Fieber (selten)
Erhöhte Leberwerte
Schwellungen an Armen, Beinen, Bauch und im Gesicht
Lipödem, Lipome, Hämangiome
Schleimbildung im Kehlkopfbereich

bemerkbar machen. Diese Verfärbung tritt besonders im Bereich der Handinnenflächen und der Mundschleimhaut auf. Bei begründetem Verdacht sollte ein Morbus Addison sicher ausgeschlossen werden. Sie sollten bei Problemen mit Pigmentierungsstörungen Ihren Hautarzt aufsuchen und Ihren Endokrinologen dazu befragen.

Eine Nebennierenrindenschwäche wird von extremer Erschöpfung, niedrigem Blutdruck (80/40), Zittern, Salzhunger und oft lauten Magen/Darmgeräuschen begleitet. Die Nebenniereinrindenschwäche ist selten und muss von einem Spezialisten behandelt werden. Schilddrüsenhormone dürfen erst nach Ausgleich der Nebennierenrindenschwäche mit Hydrocortiosn eingenommen werden.

Ein Erythema nodosum kann eine Hashimoto-Thyreoiditis begleiten, aber auch bei anderen autoimmunen Krankheiten wie z.B. Sarkoidose oder Colitis ulcerosa sowie nach bakteriellen Infektionen auftreten. Hierbei finden sich an den Schienbeinen bläulich-rötliche, druckschmerzhafte Flecken. Das Erythema nodosum wird mit Kortison behandelt und bildet sich meist nach einigen Wochen zurück.

Auch eine Nesselsucht (Urtikaria) kann besonders bei Krankheitsbeginn häufiger auftreten. Der Ersatz fehlender Schilddrüsenhormone kann bei Erkrankten mit chronischer Urtikaria und einer Unterfunktion infolge einer Hashimoto-Thyreoiditis zu einer Besserung oder dem Verschwinden der Hautprobleme führen. In einigen Fällen bleibt die Urtikaria trotz optimierter Schilddrüsenhormone bestehen. Hier kann versucht werden, mit antiallergischen Medikamenten (Antihistaminika) eine Besserung zu erreichen.

Trockenheit der Schleimhäute (Mund, Nase, Augen u.a.) wird als Sicca-Syndrom bezeichnet. Die Behandlung ist bisher nur symptomatisch möglich, z.B. durch Augentropfen, Augengel, Augensalbe und, falls erforderlich, künstlichen Speichel. Das Sicca-Syndrom begleitet die Hashimoto-Thyreoiditis in einigen Fällen. Das Sjögren-Syndrom, das eine eigenständige Autoimmunkrankheit darstellt, muss davon abgegrenzt werden. Das Sjögren-Syndrom gehört zu den rheumatischen Erkrankungen. Dabei werden die Speichel- und Tränendrüsen vom eigenen Immunsystem angegriffen. Es kommt zu einer ausgeprägten Trockenheit der Schleimhäute. Zusätzlich können Gelenkschmerzen auftreten. Das Sjögren-Syndrom wird durch spezifische Antikörper im Blut und Entnahme einer Gewebeprobe nachgewiesen.

Schmerzhafte Verhärtungen von Sehnen und Muskeln können als Begleitphänomene der Hashimoto-Thyreoiditis auftreten. Die Muskeln können druckempfindlich sein. Rückenschmerzen und Nackenschmerzen sowie Verhärtungen der Nackenmuskeln finden sich bei vielen Erkrankten. Die Ursache der Schmerzen ist unklar. Vermutet wird ein Einwandern von Entzündungszellen in die Muskeln. Gelenkschmerzen werden von einigen Betroffenen berichtet. Zusätzliche rheumatologische Erkrankungen sollten dann von einem Rheumatologen ausgeschlossen werden.

Magen-Darm-Störungen und Übelkeit treten gehäuft auf. Auch hier müssen zusätzliche autoimmune Krankheiten abgegrenzt werden (Zöliakie, Autoimmungastritis u. a.). Das Gleichgewichtsorgan im Innenohr kann ebenfalls beteiligt sein. Dies kann zu phasenweiser Übelkeit und Schwindel führen.

Die sogenannte Hashimoto-Enzephalopathie, die Beteiligung des Gehirns und Nervensystems, ist extrem selten und kann auch bei normalen Schilddrüsenhormonspiegeln im Blut auftreten. Epileptische Anfälle, Zittern, Halluzinationen und andere psychiatrische Symptome können auftreten. Meist sind stark erhöhte TPO-Antikörperspiegel nachweisbar. Die Behandlung mit Kortison kann die Enzephalopathie häufig zum Verschwinden bringen. In einigen Fällen kam es durch Behandlung mit zusätzlichen Immunsuppressiva, Immunglobulinen oder Plasmapherese zur Ausheilung. Spontane Heilungen wurden ebenfalls beschrieben. Diese Krankheitserscheinung ist allerdings trotz zahlreicher Fallberichte noch nicht systematisch erforscht und nach wie vor umstritten. Möglicherweise handelt es sich auch um ein eigenständiges Krankheitsbild.

Die Symptome der Immunkrankheit sind vielgestaltig. Wie es durch den Immunprozess zu diesen Symptomen kommt und inwiefern die Antikörper dabei eine Rolle spielen, ist unklar. Die Vielzahl der möglichen unterschiedlichen Beschwerden, die in vielen medizinischen Lehrbüchern nur ansatzweise oder gar nicht beschrieben sind, führt bei Arzt und Patient häufig zur Verunsicherung. Klingt der Immunprozess ab, sind die Beschwerden oft rückläufig. Gesicherte Therapieansätze für die Autoimmunphänomene außerhalb der Schilddrüse sind rar.

Symptome der Augenerkrankung

Bei der endokrinen Orbitopathie handelt es sich ebenfalls um eine Autoimmunreaktion. Dabei reagieren bestimmte, gegen die Schilddrüse gerichtete Immunzellen und Antikörper auch mit dem Fett- und Muskelgewebe in den Augenhöhlen.

Die endokrine Orbitopathie verläuft mitunter in Schüben. Jahrelange Verläufe mit Schwankungen und Rückfällen sind häufig. Eine Prognose über die Entwicklung der endokrinen Orbitopathie im Einzelfall ist schwierig. Die Orbitopathie kann auch längere Zeit nach Auftreten der Schilddrüsenerkrankung beginnen. In einigen wenigen Fällen tritt die endokrine Orbitopathie bereits vor der Schilddrüsenerkrankung auf.

Wesentlich für die Besserung der endokrinen Orbitopathie ist die optimale Hormoneinstellung.

Welche Beschwerden können auftreten?

Tabelle 14: Augenbeschwerden bei endokriner Orbitopathie
Tränende Augen, Augenbrennen, Lichtempfindlichkeit, verschwommenes Sehen
Fremdkörpergefühl in den Augen, Druckgefühl hinter dem Auge
Geschwollene Augenlider, hochgezogenes Augenlid, seltener Lidschlag
Trockene Augen, Hornhautentzündungen, Bindehautentzündungen
Hervortretende Augen (Exophthalmus), mangelnder Lidschluss
Kopfschmerzen
Doppelbilder, Augenmuskelprobleme, Sehstörungen
Selten: schwere Beeinträchtigung des Sehvermögens durch Schädigung des Sehnervs

Mischformen zwischen Hashimoto-Thyreoiditis und Morbus Basedow

Gelegentlich treten Mischformen dieser beiden autoimmunen Schilddrüsenerkrankungen auf. Hierbei kann es phasenweise zur Über- und

Unterfunktion der Schilddrüse kommen. Bei dieser Form der Erkrankung muss eine individuelle Therapie gewählt werden, die genau auf den Einzelfall abgestimmt ist. Wichtig ist ein erfahrener Endokrinologe, der Ihnen mit Erfahrung und Verständnis zur Seite steht.

Symptome, die auf zusätzliche Immunerkrankungen hinweisen können

In Verbindung mit der Hashimoto-Thyreoiditis können bei etwa 25 % der Erkrankten andere zusätzliche Autoimmunerkrankungen auftreten oder bereits bestehen. Bei neu aufgetretenen oder nicht zuzuordnenden Symptomen sollte im Zweifelsfall immer ein Arzt aufgesucht werden. Nachfolgend sind einige Symptome aufgeführt, die auf weitere Autoimmunkrankheiten hinweisen können.

Tabelle 15: Zusätzliche Autoimmunerkrankungen

Symptome	Krankheit
Entfärbung der Haut	Vitiligo (Weißfleckenerkrankung)
Dunkelfärbung der Haut, Schwäche, niedriger Blutdruck, Salzhunger, Schwindel beim Aufstehen	Morbus Addison (Autoimmunerkrankung der Nebennieren)
Gewichtsabnahme, Durst, häufiges Wasserlassen	Diabetes (Zuckerkrankheit)
Schmetterlingsförmiger roter Ausschlag im Gesicht, Fieber, Schwäche, Gelenkbeschwerden	Lupus erythematodes
Gelenkschmerzen mit oder ohne Veränderungen im Blutbild (mit oder ohne Nachweis von Rheumafaktoren)	Rheumatische Erkrankungen
Muskelschwäche, die auch nach Normalisierung der Schilddrüsenwerte bestehen bleibt	Myasthenia gravis
Bauchschmerzen und grauer Stuhlgang, übelriechender Stuhl und Blähungen	Zöliakie

Durchfälle mit Blutauflagerungen, Bauchschmerzen	Morbus Crohn, Colitis ulcerosa
Blutarmut, Zungenbrennen, Missempfindungen der Haut und Nerven	Perniziöse Anämie
Kreisrunder Haarausfall, eventuell völliger Haarverlust	Alopecia areata, Alopecia totalis
Husten, Lymphknotenschwellungen, Hautverfärbungen, Schwäche	Sarkoidose

Die Auflistung der Erkrankungen ist sowohl in Bezug auf die Symptome als auch auf die möglichen Immunkrankheiten nicht vollständig. Sie zeigt nur eine Auswahl.

Vitiligo

Die Weißfleckenkrankheit (Vitiligo) tritt oft in Kombination mit der Hashimoto-Thyreoiditis auf. Hier gehen die Pigment bildenden Hautzellen durch einen Autoimmunprozess zugrunde. Die Vitiligo sollte durch einen Hautarzt mitbehandelt werden. Gelegentlich wurde über Besserungen nach Normalisierung der Schilddrüsenhormone berichtet. Die Haut färbt sich hell und ist bei Sonneneinstrahlung durch das fehlende Pigment nicht mehr ausreichend geschützt. Ein Sonnenbrand in den betroffenen Hautbezirken muss unbedingt vermieden werden. Für die Behandlung ist es wichtig, einen erfahrenen Hautarzt zu finden. Bei Menschen mit Vitiligo sollte sicherheitshalber die Schilddrüse untersucht werden (Schilddrüsenhormone, TSH, Schilddrüsenantikörper, Ultraschall), da beide Krankheiten oft zusammen auftreten. Patienten mit einer Hashimoto-Thyreoiditis und einer Vitiligo weisen häufig auch noch weitere Autoimmunkrankheiten, beispielsweise eine Autoimmungastritis, auf.

Morbus Addison

Die autoimmune Erkrankung der Nebennieren (Morbus Addison) mit einer verminderten Bildung von körpereigenem Kortisol tritt gelegentlich zusammen mit einer Hashimoto-Thyreoiditis auf. Allgemei-

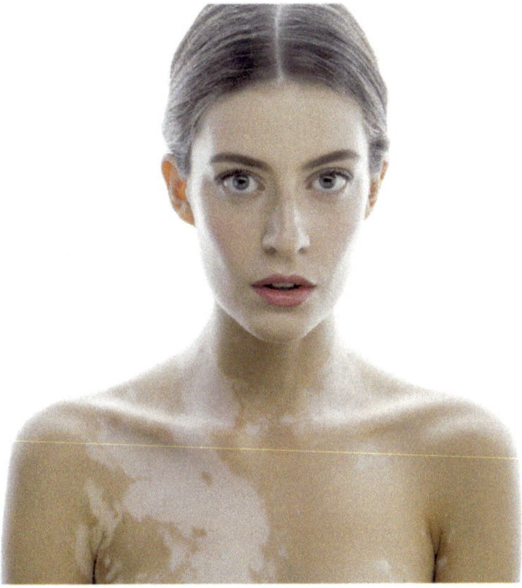

Abbildung 5: Vitiligo am Oberkörper (© iordani, fotolia).

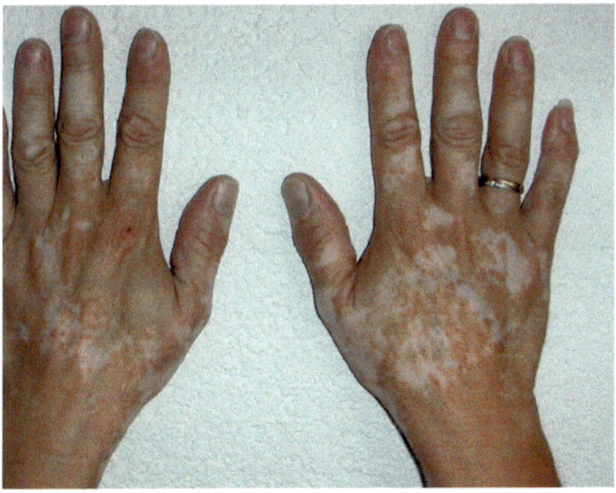

Abbildung 6: Vitiligo an beiden Händen (mit freundlicher Genehmigung von H. Lindner, www.vitiligo-portal.de).

ne Schwäche, Salzhunger, niedriger Blutdruck, Blutdruckabfall und Schwindel beim Aufstehen, Braunfärbung der Haut und Bauchschmerzen können darauf hinweisen. Bei Beginn einer Behandlung mit Schilddrüsenhormonen muss bei gleichzeitiger autoimmuner Nebennierenerkrankung immer zuvor der Kortisolspiegel im Blut normalisiert werden (Kortisontabletten). Als Betroffener des Morbus Addison sollten Sie einen Notfallausweis bei sich tragen und von einem erfahrenen Endokrinologen betreut werden.

Diabetes

Diabetes und Hashimoto-Thyreoiditis sind Autoimmunkrankheiten, die zusammen auftreten können. Relativ häufig kommt es beim jugendlichen Diabetes (Diabetes mellitus Typ I) zu einer autoimmunen Schilddrüsenerkrankung. Dabei besteht zumeist erst der Diabetes und nach einem Intervall von mehreren Jahren tritt die Schilddrüsenerkrankung hinzu. Besonders Frauen, die im Kindesalter an Diabetes erkrankten, sind betroffen. Bei vorher bestehender Autoimmunkrankheit der Schilddrüse tritt dagegen seltener ein späterer Diabetes auf. Da etwa 10–15 % aller Typ-I-Diabetiker im Laufe ihres Lebens eine behandlungsbedürftige Autoimmunthyreopathie entwickeln, ist eine Routineuntersuchung aller Typ-I-Diabetiker auf Schilddrüsenantikörper ratsam. Für den Diabetes Typ I sind spezielle Antikörper bekannt (GAD-Antikörper, Inselzellantikörper u.a.). Beim Diabetes Typ I handelt es sich um einen absoluten Insulinmangel. Die körpereigene Insulinproduktion erlischt.

Zusätzliche Störungen des Zuckerstoffwechsels werden von einigen Patienten berichtet, ohne dass ein Diabetes Typ I vorliegt. Manchmal kommt es nach reichhaltigen Mahlzeiten zu Unterzuckerungen infolge einer übermäßigen Insulinausschüttung. Betroffen hiervon sind meist Übergewichtige mit einer Insulinresistenz. In diesen Fällen hat es sich bewährt, immer etwas Traubenzucker bei sich zu haben. Größere Mengen süßer Nahrungsmittel, wie z. B. mehrere Stücke Kuchen, werden von einigen Erkrankten nicht vertragen und sollten vermieden werden. Eine Un-

Nach kohlenhydratreichen Mahlzeiten kann es zu Unterzuckerungen kommen.

terzuckerung kann sich durch Zittern, Herzrasen, Heißhunger, Schwäche, aber auch mit geistiger Verwirrung und Reaktionsstarre ankündigen. Einige Betroffene bemerken lediglich eine allgemeine Schwäche. Bei gehäuften Unterzuckerungen sollten der Blutzuckerspiegel, der Insulinspiegel und das HbA1c im Blut überprüft werden.

Eine Insulinresistenz tritt gelegentlich als weitere Erkrankung bei Hashimoto-Kranken auf. Hierbei ist zwar die Bildungsfähigkeit von körpereigenem Insulin zunächst normal, nur die Zellen können auf das Insulin nicht mehr entsprechend reagieren. Der Körper versucht dies durch eine erhöhte Insulinproduktion auszugleichen. Gleichzeitig besteht häufig Übergewicht und eine Fehlverteilung der Blutfette. Eine Insulinresistenz im Rahmen eines metabolischen Syndroms kann in einen Diabetes Typ II übergehen und sollte durch einen erfahrenen Arzt behandelt werden. Ziel muss eine Gewichtsabnahme sein, die bei Menschen mit Schilddrüsenkrankheiten durch einen angepassten Schilddrüsenhormonersatz unterstützt werden muss. Die Insulinresistenz ist keine eigenständige Autoimmunerkrankung, sondern ein Stoffwechselproblem mit ernst zu nehmenden Folgen (Bluthochdruck, Diabetes, Gefäßprobleme). Sie ist rückbildungsfähig.

Rheumatische Erkrankungen

Patienten mit einer autoimmunen rheumatischen Erkrankung (primär chronische Polyarthritis oder rheumatoide Arthritis, Lupus erythematodes, Sjögren-Syndrom, Spondylarthropathie, Sklerodermie u. a.) können im Verlauf dieser Erkrankung auch eine Autoimmunerkrankung der Schilddrüse entwickeln (Hashimoto-Thyreoiditis). Auch bei zuerst aufgetretener autoimmuner Schilddrüsenerkrankung kann später eine rheumatische Erkrankung dazukommen. Eine Betreuung durch einen Rheumatologen und Endokrinologen ist dann erforderlich. Zum Ausschluss einer Krankheit aus dem rheumatischen Formenkreis reicht es nicht, die Rheumafaktoren im Blut zu bestimmen. Auch wenn keine auffälligen Blutwerte zu finden sind, kann eine rheumatische Krankheit vorliegen. Der Rheumatologe ist ihr Ansprechpartner, wenn der Verdacht auf eine Krankheit aus dem rheumatischen Formenkreis besteht.

Myasthenia gravis

Die Myasthenia gravis ist eine belastungsabhängige Muskelschwäche. Probleme mit dem Offenhalten der Augen und der Atmung können auftreten. Spezielle Antikörper behindern die Übertragung des Nervenimpulses auf den Muskel. Die Krankheit kann medikamentös und auch operativ behandelt werden. Ein gemeinsames Auftreten mit autoimmunen Schilddrüsenkrankheiten ist möglich.

Zöliakie

Die Zöliakie (Sprue) ist ebenfalls durch Durchfälle und Bauchbeschwerden charakterisiert. Der Nachweis kann durch die Bestimmung von Antikörpern im Blut und eine Dünndarmbiopsie erfolgen (Gewebeentnahme durch Darmspiegelung). Hierbei löst in Getreide vorhandenes Gluten eine autoimmune Entzündung und fortschreitende Rückbildung der Dünndarmschleimhaut aus. Als Folge hiervon kann es zu einem ausgeprägten Mangel an bestimmten Nährstoffen, Vitaminen und Spurenelementen kommen. Mit einer glutenfreien Kost ist sie meist gut behandelbar. Auch eine Milchzuckerunverträglichkeit (Laktoseintoleranz) kann gemeinsam mit der Hashimoto-Thyreoiditis auftreten und Durchfälle sowie Blähungen auslösen.

Colitis ulcerosa, Morbus Crohn

Menschen mit einer Hashimoto-Thyreoiditis erkranken häufiger als gesunde Menschen an entzündlichen Darmerkrankungen wie Colitis ulcerosa oder Morbus Crohn. Bei chronischen Durchfällen ist deshalb eine Darmspiegelung mit Entnahme von Gewebeproben notwendig. Untersuchungen auf spezifische Antikörper werden empfohlen. Hinweise für eine Colitis ulcerosa oder einen Morbus Crohn können erhöhte Entzündungswerte im Blut, Bauchschmerzen, Leistungsschwäche oder Stuhlgang mit Blutauflagerungen sein.

Autoimmune Lebererkrankung

Eine autoimmune Lebererkrankung (Autoimmun-Hepatitis) kann die Hashimoto-Thyreoiditis ebenfalls begleiten. Hierbei kann es zu erhöhten Leberwerten im Blut kommen. Die Erkrankung kann meist über Antikörper gegen Lebergewebe nachgewiesen werden. Symptome können Leistungsschwäche, Schmerzen besonders im rechten Oberbauch, Gelbsucht, Müdigkeit, Gelenkschmerzen, leichtes Fieber und andere sein. Die autoimmune Hepatitis tritt in einigen Fällen zusammen mit entzündlichen Darmkrankheiten oder einem Lupus erythematodes auf. Die Behandlung erfolgt mit Medikamenten, die das Immunsystem unterdrücken.

Von autoimmunen Lebererkrankungen muss die nichtalkoholische Fettleber (non-alcoholic-steatohepatitis oder NASH) unterschieden werden, die bei einer Hashimoto-Thyreoiditis und krankheitsbedingtem Übergewicht auch zu erhöhten Leberwerten führen kann.

Perniziöse Anämie

Bei der perniziösen Anämie handelt es sich um die Folge einer autoimmunen Entzündung der Magenschleimhaut (Autoimmungastritis). Neben einer Blutarmut kann es zu Magenbeschwerden, geröteter Zunge und Zungenbrennen kommen. Auch Schwäche, Müdigkeit, Durchfall und Atemnot sowie Missempfindungen der Haut können auftreten. In ausgeprägten Fällen kann es ohne Behandlung auch zu Lähmungen kommen. Zur Diagnose ist die Bestimmung des Vitamin-B12-Spiegels und der Antikörper gegen Zellen der Magenschleimhaut (Parietalzellen) im Blut richtungsweisend. Auch die Bestimmung des Hormons Gastrin ist hilfreich. Eine Magenspiegelung mit Gewebeentnahme zeigt die typischen Veränderungen der entzündeten Magenschleimhaut.

Die dauerhafte Behandlung durch Vitamin-B12-Spritzen kann die Symptome beseitigen. Da die autoimmune Magenschleimhautentzündung in einigen Fällen nach Jahren Magenkrebs auslösen kann, sind regelmäßige Magenspiegelungen erforderlich. Aufgrund der häufigen Kombination einer Hashimoto-Thyreoiditis mit einem Vitamin-B12-Mangel wird grundsätzlich eine Kontrolle des Vitamin-B12-Spiegels bei Feststellung einer Hashimoto-Thyreoiditis empfohlen. Ein Vitamin-B12-Mangel kann sich in vielen Fällen lediglich durch neurologische Symptome (Gangunsicherheit, Fußheberschwäche) ohne Blutbildveränderungen äußern.

Alopecia areata

Die Alopecia areata, der kreisrunde Haarausfall, ist eine gelegentlich mit der Hashimoto-Thyreoiditis gemeinsam auftretende Krankheit. Meist kommt es zu ein oder mehreren runden Kahlstellen auf dem Kopf. Vielfach verschwinden diese Stellen nach einiger Zeit spontan und ohne Behandlung und die Haare wachsen dort wieder normal. Es kann immer wieder zum Auftreten neuer Bezirke kommen. In seltenen Fällen kommt es zu einem kompletten und dauerhaften Verlust aller Körperhaare (Alopecia totalis).

Sarkoidose

Die Sarkoidose ist eine entzündliche Systemerkrankung, bei der es zu einer Lymphknotenschwellung mit Husten, Fieber und Atemnot kommen kann. Ebenso können Gelenkentzündungen und bläulich-rötliche Flecken an den Beinen (Erythema nodosum) auftreten. Spontane Heilungen sind häufig. Überwiegend sind Frauen zwischen dem 20. und 40. Lebensjahr betroffen.

Endometriose

Die Endometriose betrifft Frauen im geschlechtsreifen Alter. Hierbei kommt es zur Ansiedelung von gebärmutterschleimhautartigem Gewebe mit zyklischen Blutungen an Eierstöcken, Gebärmutter und an anderen Stellen im Unterbauch. Seltener ist der Befall anderer Gewebe (Darm, Harnblase, Lunge usw.). Ursächlich wird nach neueren Untersuchungen auch eine autoimmune Störung verantwortlich gemacht. Wie bei allen autoimmunen Krankheiten sind leichtere und schwerere Verläufe bekannt. Die Behandlung erfolgt je nach Intensität und Ausdehnung der Erkrankung hormonell und operativ.

Polyendokrinopathie

Das gleichzeitige Auftreten von mehreren Autoimmunerkrankungen wird als Polyendokrinopathie oder als polyglanduläres Autoimmunsyndrom bezeichnet. Hierbei können bestimmte Autoimmunkrankheiten neben der autoimmunen Schilddrüsenkrankheit gefunden werden. Bei Betroffenen von Polyendokrinopathien sollten immer auch erstgradige Verwandte auf Erkrankungszeichen bzw. Antikörper untersucht werden. Für die Erkrankten ist es ratsam, einen Notfallausweis mit sich zu führen. Bei einem polyglandulären Autoimmunsyndrom müssen mindestens zwei Autoimmunkrankheiten bestehen.

Es werden zwei Polyautoimmunendokrinopathie-Syndrome (PAS) im Zusammenhang mit der Hashimoto-Thyreoiditis unterschieden:

Tabelle 16:	Polyautoimmunendokrinopathie-Syndrome (PAS)
PAS I	Pilzerkrankung von Haut und Schleimhäuten, Unterfunktion der Nebenschilddrüsen und Autoimmunerkrankung der Nebennierenrinde, selten Autoimmunkrankheit der Schilddrüse
PAS II	Autoimmunerkrankung der Nebennierenrinde, Autoimmunkrankheit der Schilddrüse (Hashimoto-Thyreoidits oder Morbus Basedow) und/oder Diabetes mellitus Typ I und/oder andere Autoimmunkrankheiten

Das PAS II betrifft überwiegend Frauen und tritt häufiger auf als das PAS I. Das PAS I betrifft eher Kinder und Jugendliche. Das PAS II findet sich häufiger bei Erwachsenen. Ursache ist der Defekt eines Gens, das für die Regulierung von Immunvorgängen zuständig ist.

Symptome selbst erkennen

Wenn Sie an einer Hashimoto-Thyreoiditis erkrankt sind, sollten Sie Ihren Körper genau beobachten. Eventuelle Körperveränderungen können Hinweise für eine unzureichende hormonelle Einstellung sein. In einigen Fällen können sich durch neue Beschwerden weitere Autoimmunstörungen bemerkbar machen. Regelmäßige Kontrollen von Gewicht, Blutdruck und Pulsfrequenz (mit handelsüblichen Blutdruckmessgeräten möglich) und das Notieren der gemessenen Werte sowie der Schilddrüsenwerte (fT3, fT4, TSH, falls erforderlich Antikörperspiegel) sollten für Sie zur Routine werden. Bei leichten Verläufen ohne Probleme ist dies nicht erforderlich.

Lassen Sie sich bei zusätzlichen Symptomen nicht verunsichern und suchen Sie im Zweifelsfall auch mehrere Ärzte auf. Sie sollten sich nicht damit abfinden, dass die Beschwerden als »psychisch verursacht« abgetan werden. Trotz aller Risiken sollten Sie aber nicht ängstlich werden. Dies ist oft eine schwierige Aufgabe. Nicht durch ängstliche Beobachtung des Körpers die Lebensfreude schwinden zu lassen und trotzdem körperlichen Veränderungen die nötige Beachtung zu schenken, kommt oft einer Gratwanderung gleich. Betont werden soll aber in diesem Zusammenhang noch einmal, dass die meisten Erkrankten beschwerdefrei leben können. Die Betreuung durch einen fachlich und menschlich erfahrenen Endokrinologen ist wichtig, damit Sie sich gut aufgehoben fühlen.

Ursachen der Hashimoto-Thyreoiditis

E

Unser Kenntnisstand über die Ursachen der Hashimoto-Thyreoiditis ist noch unvollständig. Einfache Entstehungstheorien der Krankheit wie z. B. »der Stress war schuld« kommen als Krankheitsursache nicht infrage, allenfalls als Auslöser.

Die Krankheit hat verschiedene Ursachen.

Da der Mensch ein starkes Bedürfnis nach dem Verstehen der Ursachen hat, werden in Laienkreisen immer wieder einfache Erklärungsmodelle verbreitet. Wie in vielen anderen Lebensbereichen müssen auch hier die einfachen Erklärungen kritisch beurteilt werden. Als Ursache der Hashimoto-Thyreoiditis wird ein komplexes Geschehen vermutet. Hierbei spielen genetische, immunologische und Umwelteinflüsse eine Rolle.

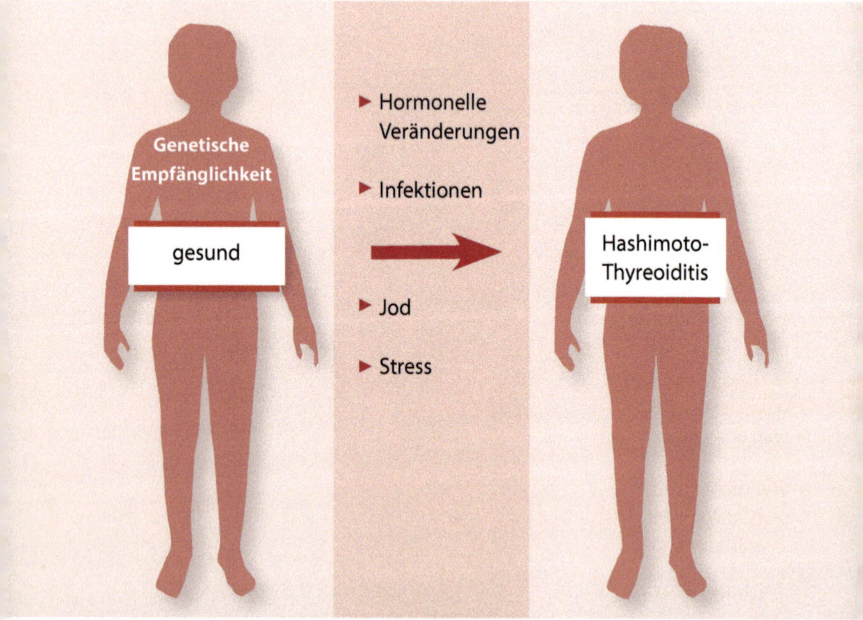

Abbildung 7: Ursachen der Hashimoto-Thyreoiditis.

Genetische Faktoren

Als eine wichtige Voraussetzung für das Auftreten der Hashimoto-Thyreoiditis gelten bestimmte angeborene oder erworbene Eigenschaften der Erbinformation. Die exakten Orte auf den Genen und die Art der Veränderungen sind aber bisher nicht im Einzelnen identifiziert. Gene, die an der Regulation des Immunsystems beteiligt sind, spielen jedoch wahrscheinlich eine Hauptrolle.

Was spricht für eine genetische Ursache?

Sind Vater oder Mutter an einer Hashimoto-Thyreoiditis erkrankt, so wird die Krankheit in sehr vielen Fällen an Kinder und Enkelkinder weitervererbt. Eine Studie zu diesem Thema gibt es derzeit nicht. Die Erfahrung in der Praxis zeigt eine deutlich über 50 % liegende Krankheitswahrscheinlichkeit für erstgradige Verwandte. Leicht erhöhte Antikörperspiegel kommen auch bei gesunden Menschen vor. Um krank zu werden, sind aber meist weitere Auslöser wie Infektionen, Jodbelastung, Hormonveränderungen oder Stress erforderlich.

Bei einigen Erkrankten liegen zusätzlich weitere Autoimmunkrankheiten (Weißfleckenkrankheit, Diabetes, kreisrunder Haarausfall, Rheuma u. a.) vor. Ein Auftreten mehrerer Autoimmunkrankheiten ist oft mit bestimmten genetisch verankerten Varianten der sogenannten Histokompatibilitäts-Antigene im Blut verbunden (HLA-Typ). Für folgende HLA-Gruppen wurde ein höheres Risiko festgestellt, an einer Hashimoto-Thyreoiditis zu erkranken: HLA-B8, HLA-DR3, DQB 1 0301.

Tabelle 17: Hinweise für genetische Ursachen
Erhöhte Krankheitshäufigkeit innerhalb einer Familie
Bei nicht erkrankten Angehörigen finden sich häufiger erhöhte Antikörperspiegel gegen Schilddrüsengewebe und andere Autoimmunerkrankungen
Hashimoto-Kranke zeigen häufiger bestimmte genetische Merkmale (HLA-Typ)

Vererbe ich die Krankheit an meine Kinder?

Die Krankheitsanlage wird häufig vererbt. Wann und wie ausgeprägt ein Mensch im Laufe seines Lebens erkrankt, ist nicht vorherzusagen.

Medizinische Hintergründe

Für eine genetische Ursache sprechen die familiäre Häufung sowie das gehäufte Auftreten der Erkrankung bei Menschen mit bestimmten vererbten Gewebsantigenen. Diese werden als Histokompatibilitäts-Antigene bezeichnet. Diese angeborene Antigeneigenschaft kann vom Arzt im Blut festgestellt werden, nützt im Einzelfall aber wenig. Die Bestimmung der HLA-Spezifität ist meist nur von wissenschaftlicher Bedeutung. Für die Therapie des Einzelfalles ergibt sich daraus zurzeit keine Konsequenz. Bei zusätzlich auftretenden Autoimmunerkrankungen kann sie gegebenenfalls sinnvoll sein.

Bei genetischer Vorbelastung kann es durch Umwelteinflüsse und Stressfaktoren leichter zu einer Destabilisierung und Dysbalance des Immunsystems kommen. Das Immunsystem verliert dabei seinen »Selbstschutz« und sieht die Schilddrüse als fremdes Gewebe an. Die Immunabwehr beginnt, Antikörper gegen Schilddrüsengewebe zu bilden. Eine besondere Rolle spielen dabei wichtige Zellen der Immunabwehr, die T-Lymphozyten und Makrophagen, sowie die dendritischen Zellen, die an der Präsentation und der Verarbeitung von Antigenen wesentlich beteiligt sind. Diese immunologischen Zusammenhänge sind sehr komplex und erst ansatzweise bekannt.

Derzeit ergibt sich aus den genetischen Ursachen noch keine Möglichkeit des Vorbeugens oder ein Therapieansatz. Die Therapie ist bisher nur symptomatisch, das heißt, die Funktionsstörung der Schilddrüse wird korrigiert. Eine vorbeugende oder ursächliche Therapie auf genetischer Grundlage wäre wünschenswert. Von weiteren immunologischen Erkenntnissen könnten zukünftig neue Behandlungsmöglichkeiten ausgehen, die nicht nur die Symptome bekämpfen, sondern an den genetischen Ursachen oder an der Fehlregulation des Immunsystems ansetzen.

Infektionen mit Viren oder Bakterien

Viren und Bakterien sind wahrscheinlich der Auslöser der Hashimoto-Thyreoiditis. Das Immunsystem greift die Krankheitserreger an, die zufällig dem Schilddrüsengewebe ähneln. Die Krankheitserreger werden abgewehrt. Das Immunsystem greift aber »fälschlicherweise« auch die eigene Schilddrüse an, weil diese mit dem Krankheitserreger verwechselt wird.

Welche Viren können eine Hashimoto-Thyreoiditis auslösen?

Nach neuen Studien gibt es deutliche Hinweise für eine virale Auslösung der Hashimoto-Thyreoiditis. Besonders verdächtig ist das Epstein-Barr-Virus (EBV, Pfeiffersches Drüsenfieber). Folgende weitere Viren werden mit der Hashimoto-Thyreoiditis in Verbindung gebracht: HTLV1, Enterovirus, Rötelnvirus, HSV, Mumpsvirus, Parvovirus. Es ist jedoch nicht klar, ob diese Viren wirklich Auslöser oder nur nebenbefundlich vorhandene Viren sind (Viruses and Thyreoditis, Desailloud et al. 2009). Es handelt sich dabei um häufig vorkommende Viren, die bei vielen Menschen nachgewiesen werden. Die meisten Menschen entwickeln nach einer Erkrankung keine Hashimoto-Thyreoiditis. Weitere Studien zur Abklärung sind erforderlich. Die Beobachtung, dass in einer Familie häufig beide Partner und auch die Haustiere (Hund, Katze) von einer autoimmunen Schilddrüsenstörung betroffen sind, unterstützt die Annahme einer viralen Ursache der Erkrankung.

Kann ich mich vor solchen Infektionen schützen?

Da die möglichen Erreger weit verbreitet sind, ist ein zuverlässiger Schutz nicht möglich.

Medizinische Hintergründe

Bei einer Infektion kommt es üblicherweise zu einer Bildung von Antikörpern gegen Antigene der Viren oder Bakterien. Die Antigene der Viren oder Bakterien können ähnlich aussehen wie Antigene der körpereigenen Schilddrüsenzellen (molekulares Mimikry). So wird das

Immunsystem fehlgeleitet und greift neben den Viren oder Bakterien fälschlicherweise auch die Schilddrüse an. Die Antikörper richten sich meist gegen Strukturen an der Außenhülle der Schilddrüsenzellen. Aus diesen Vermutungen ergibt sich zurzeit jedoch noch keine Therapie. Welche Viren und Bakterien möglicherweise ebenfalls zur Bildung von Antikörpern gegen eigenes Gewebe führen, muss noch untersucht werden. Möglicherweise spielen auch Retroviren eine Rolle, die die Fähigkeit besitzen, sich in das Erbgut des Infizierten einzubauen und auf diesem Wege auch vererbt werden können.

Umweltfaktoren

Auch Umweltfaktoren können für die Entstehung der Hashimoto-Thyreoiditis eine Rolle spielen.

Welche Umweltfaktoren können die Erkrankung auslösen?

Jodhaltige Röntgenkontrastmittel können Hashimoto auslösen.

Eine Belastung mit größeren Mengen Jod wie z. B. eine Röntgenuntersuchung mit jodhaltigem Kontrastmittel (z. B. bei einer Computertomografie) oder eine Behandlung mit jodhaltigen Medikamenten, Lösungen oder Tinkturen kann eine Hashimoto-Thyreoiditis auslösen.

Medizinische Hintergründe

Alle Faktoren, die das Immunsystem negativ beeinflussen, können bei genetischer Veranlagung die Erkrankung auslösen. Eine Jodbelastung durch stark jodhaltige Nahrungsmittel, Medikamente oder eine Röntgenuntersuchung mit jodhaltigem Kontrastmittel können die Erkrankung auslösen.

Medikamente

Es gibt Medikamente, deren Zufuhr eine autoimmune Schilddrüsenkrankheit auslösen oder eine vorbestehende Erkrankung fördern kann. Hierzu gehört das stark jodhaltige Herzmedikament Amiodaron sowie Interferon, das beispielsweise zur Behandlung der Hepatitis C und der multiplen Sklerose eingesetzt wird. Für Interferon-alpha ist ein Zusammenhang in vielen Untersuchungen belegt. Für Interferon-beta ist dies noch unklar.

Bei einigen Betroffenen bildete sich nach Absetzen der Medikamente die Hashimoto-Thyreoiditis wieder zurück. In anderen Fällen blieb die autoimmune Schilddrüsenkrankheit trotz Absetzen der auslösenden Medikamente bestehen. Es sollte in solchen Fällen versucht werden, auf andere Medikamente zu wechseln.

Auch bei der medikamentösen Behandlung der HIV-Erkrankung kann es zu einem gehäuften Auftreten der Hashimoto-Thyreoiditis oder des Morbus Basedow kommen, insbesondere in der Erholungsphase des Immunsystems.

Lithium wird zur Behandlung von Depressionen verordnet. Lithium kann die Hormonbildung in der Schilddrüse hemmen und das Immunsystem aus der Balance bringen. Autoimmune Schilddrüsenstörungen können durch Lithium ausgelöst werden.

Psyche

Psychischer Stress kann tief greifende Veränderungen des Immunsystems bewirken. So kann bei genetisch oder durch Infektion vorbelasteten Menschen die Hashimoto-Thyreoiditis in oder nach Stresssituationen zum Ausbruch kommen. Eine bereits bestehende Erkrankung mit nur geringer Symptomatik kann verschlimmert werden. Stress ist jedoch nur als Auslöser, aber nicht im eigentlichen Sinne als Ursache zu betrachten. Eine Erkrankung ist auch ohne psychischen Stress möglich. Psychischer Stress ist keine notwendige Bedingung für die Erkrankung. Die Erkrankung nimmt durch die Hormonveränderungen meist erheblichen Einfluss auf die Psyche (Reizbarkeit, Unruhe, Depression). Zusätzlich wird der Erkrankte durch die häufig lange anhaltenden Krankheitssymptome psychisch belastet. Besonders beeinträchtigend für die Psyche ist in vielen Fällen die Gewichtszunahme. Psychischen Stress sollten Sie während der Erkrankung möglichst vermeiden. Statt Psychopharmaka (die auch in den Schilddrüsenstoffwechsel eingreifen können) genügt in vielen Fällen ein verständnisvolles Gespräch mit einem erfahrenen Arzt oder der Erfahrungsaustausch mit anderen Erkrankten.

Medizinische Hintergründe

Das Nervensystem und das Hormonsystem sind eng mit dem Immunsystem verbunden. Die Forschung im Bereich der Psychoneuroimmunologie deutet auf diese Zusammenhänge hin. Treten Stressfaktoren wie Tod des Lebenspartners, Arbeitsplatzwechsel, Arbeitslosigkeit, psychische Konflikte oder finanzielle Not auf, kann es häufiger zum Ausbruch der Hashimoto-Thyreoiditis kommen. Über die Zusammenhänge zwischen Stress und Hashimoto-Thyreoiditis gibt es jedoch noch kaum wissenschaftliche Untersuchungen.

Stress kann das Immunsystem negativ beeinflussen. Es wird vermutet, dass es auf Zellebene zu einem Verlust der antigenspezifischen T-Suppressorzellfunktion kommt. Ein Toleranzverlust von Zellen der Immunabwehr, den T-Zellen sowie eine fehlerhafte Inaktivierung von unreifen selbstreaktiven B-Lymphozyten wird vermutet. Auch ein Ungleichgewicht verschiedener T-Zellen (TH1/TH2) wird diskutiert.

Bei ausgeprägtem Stress kann der Spiegel des Hormons CRH (Hormon, das vom Hypothalamus gebildet wird und in der Hypophyse die Freisetzung von ACTH fördert, das wiederum die Nebennieren zur Bildung von Kortison veranlasst) stark ansteigen, sodass es zu einer erhöhten Produktion von Interleukin-1 kommt. Interleukin-1 in großen Mengen kann zu einer Fehlregulation des Immunsystems führen.

Hormone

Für einen besonderen Einfluss weiblicher Hormone spricht, dass Frauen weit häufiger an Hashimoto-Thyreoiditis erkranken als Männer. In Phasen der Hormonumstellung (in der Pubertät, nach der Geburt eines Kindes, nach einer Fehlgeburt, beim Absetzen der Anti-Baby-Pille oder bei Beginn der Wechseljahre) tritt die Krankheit häufiger auf. Selten kommt es in der Schwangerschaft, häufig aber im Anschluss an eine Schwangerschaft zum Auftreten der Hashimoto-Thyreoiditis. Die Zeit im Anschluss an eine Schwangerschaft gilt als gesicherter

Auslösefaktor der Hashimoto-Thyreoiditis. Der Grund dafür ist nicht genau bekannt. Die hormonellen Veränderungen in und nach der Schwangerschaft und ihr Einfluss auf das Immunsystem spielen dabei offenbar eine wichtige Rolle. Diese häufige Erkrankung ist die sogenannte postpartale Thyreoiditis, also die Schilddrüsenentzündung einige Wochen bis Monate nach einer Entbindung. Hierbei können positive Schilddrüsenantikörper (TPO) gefunden werden. Ein größerer Teil dieser Erkrankungen heilt folgenlos aus, ein kleinerer Teil kann in eine Hashimoto-Thyreoiditis übergehen.

Hormonelle Veränderungen können Hashimoto auslösen.

Auch von anderen Autoimmunerkrankungen ist ein häufigeres Auftreten nach einer Schwangerschaft bekannt. Nach der Geburt kommt es zu einem abrupten Absinken von Östradiol und Progesteron, der Hormonstoffwechsel stellt sich radikal um. Das hormonelle Gleichgewicht verändert sich drastisch. In dieser Phase kommt es oft zur Entwicklung von Autoimmunerkrankungen. Insbesondere das Absinken des das Immunsystem beeinflussenden Progesterons und Östradiols spielen dabei eine wichtige Rolle.

Vielen Frauen mit bereits bestehender Hashimoto-Thyreoiditis geht es im Verlauf der Schwangerschaft unter dem günstigen Einfluss des Schwangerschaftshormons Progesteron deutlich besser. Nach der Entbindung kann sich die Krankheit allerdings erneut verschlimmern.

Bei Männern mit Hashimoto-Thyreoiditis finden sich oft verminderte Sexualhormonspiegel (Testosteron, DHEAS). Eine Ergänzung der fehlenden Hormone scheint für den Krankheitsverlauf günstig zu sein.

Medizinische Hintergründe

Die überwiegende Zahl der Betroffenen sind Frauen. Die Sexualhormone (Östradiol, Progesteron, Androgene) wirken nachhaltig auf das Immunsystem. Dabei haben Östrogene sowohl immunstimulierende als auch immunsuppressive (das Immunsystem unterdrückende) Eigenschaften. Progesteron und Androgene wirken überwiegend immunsuppressiv. Verminderte Konzentrationen an Progesteron und

Testosteron können sich demnach begünstigend auf den Autoimmunprozess auswirken. Die Zusammenhänge zwischen Immunsystem und Hormonen sind komplex und zum Teil noch nicht vollständig geklärt. Bei Frauen ist im Allgemeinen die Immunantwort auf ein bestimmtes Antigen stärker ausgeprägt, sodass Frauen häufiger von Autoimmunkrankheiten betroffen sind. Es wird vermutet, dass der Östrogeneinfluss und/oder ein Progesteronmangel dabei eine Rolle spielen. Neben Progesteron besitzen auch Androgene eine günstige dämpfende Wirkung auf Autoimmunkrankheiten, die sich in der Behandlung nutzen lässt. Weitere medizinische Hintergründe zu den Hormonen finden Sie im Kapitel »Hormone«.

Antikörper

F

In diesem Kapitel geht es um Antikörper, die im Blut messbar sind und die das Vorliegen einer Hashimoto-Thyreoiditis bestätigen können.

Was sind Antikörper?

Das Immunsystem bildet Abwehrstoffe gegen Viren, Bakterien und Pilze, um den Körper zu schützen. Die vom Immunsystem wahrgenommenen Strukturen der Viren, Bakterien und Pilze werden als Antigene bezeichnet. Die Antikörper sind für diese Antigene passend hergestellte Verteidigungsmittel. Produziert werden sie von sogenannten B-Lymphozyten und Plasmazellen unter Mithilfe spezieller Botenstoffe (Zytokine). Antikörper können die Antigene erfolgreich aufspüren, zerstören oder »kampfunfähig« machen.

Antikörper sind vom Immunsystem gebildete Abwehrstoffe gegen Fremdeiweiß.

Das Immunsystem ist in der Lage, ein Gedächtnis anzulegen, welche Antigene schon einmal bekämpft und welche Antikörper schon einmal produziert wurden. Kommt es zu einem zweiten Kontakt mit demselben Antigen, können sofort passende Antikörper gebildet werden. Das Immunsystem besteht aus zahlreichen verschiedenen Blutzellen. Bei einer Hashimoto-Thyreoiditis kommt es zu einem Ungleichgewicht der verschiedenen Zellarten und ihrer Botenstoffe untereinander. Die Antikörper sind ein Bestandteil der komplexen Abwehrreaktion.

Was bedeutet autoimmun?

Das Immunsystem wehrt normalerweise schädliche Einflüsse von außen ab. Bei Autoimmunität richtet sich das Immunsystem fälschlicherweise gegen den eigenen Körper (»autos« altgriechisch = selbst). Neben den Autoimmunkrankheiten der Schilddrüse sind heute zahlreiche andere Autoimmunkrankheiten bekannt. Eine der häufigsten Autoimmunkrankheiten ist der Diabetes mellitus Typ I, eine durch Insulinmangel hervorgerufene Zuckerkrankheit, die meist schon im Jugendalter beginnt.

Bei Autoimmunkrankheiten greift das Immunsystem den eigenen Körper an. Es »irrt« sich und registriert eigene Körperzellen als fremd.

Es bildet dann spezialisierte weiße Blutkörperchen (Lymphozyten) und Antikörper, die sich gegen eigene Körperzellen richten und dort zu einer chronischen Zerstörung oder Funktionseinbuße führen. Warum und wie autoimmune Krankheiten genau entstehen, ist nicht geklärt. Die Immunabwehr wird durch ein größtenteils noch unbekanntes komplexes Zusammenspiel von bestimmten Zellen, Entzündungsstoffen und Antikörpern gebildet. In welcher Weise die Antikörper an der Immunreaktion teilnehmen, ist in Bezug auf die Hashimoto-Thyreoiditis nicht bekannt. Vermutlich sind die im Blut gemessenen Antikörper nicht die eigentlichen Auslöser der Hashimoto-Thyreoiditis, sondern zeigen nur an, dass die Schilddrüse bereits entzündlich verändert ist.

Was ist eine Immunthyreopathie?

Unter einer Immunthyreopathie oder Autoimmunthyreopathie versteht man eine autoimmun bedingte Krankheit der Schilddrüse. Diese kann entweder eine Immunthyreoidits vom Typ Hashimoto oder der Morbus Basedow sein. Gelegentlich gibt es auch Mischformen zwischen den beiden Erkrankungen. Welche Krankheit genau vorliegt, kann anhand der Krankheitserscheinungen, der Schilddrüsenhormonwerte, der Antikörper und mithilfe des Ultraschallbefundes festgestellt werden. Manchmal kann auch erst durch die Beobachtung des Krankheitsverlaufes über eine gewisse Zeit eine endgültige Zuordnung getroffen werden, welche Erkrankung vorliegt.

Welche Antikörper gibt es bei der Hashimoto-Thyreoiditis?

Die wichtigsten Antikörper für die Diagnose der Hashimoto-Thyreoiditis sind die TPO-Antikörper (Antikörper gegen Thyreoida-Peroxidase). Die TG-Antikörper (Antikörper gegen Thyreoglobulin) haben meist eine geringe Aussagekraft, können aber in einigen Fällen wichtig sein, wenn die TPO-Antikörper nicht erhöht sind. Es können TPO-Antikörper und TG-Antikörper vorhanden sein oder nur eine der beiden Antikörpersorten. Gelegentlich finden sich anfänglich keine erhöhten Antikörperwerte im Blut. Die Antikörperspiegel schwanken oft stark. Auch ein vorübergehendes oder andauerndes Verschwinden der Antikörper ist möglich, ohne dass die Krankheit in jedem Fall verschwunden ist. Die Höhe der Antikörperspiegel im Verlauf der Krankheit ist in ihrer Bedeutung unklar. Häufige Kontrollen der Antikörperspiegel zur Beurteilung der Krankheitsaktivität sind nicht sinnvoll. Selten sind bei einer Hashimoto-Thyreoiditis die TSH-Rezeptor-Antikörper leicht erhöht.

Die Antikörper-Werte werden häufig in U/l (Units pro Liter) oder U/ml (Units pro Milliliter) angegeben. Werte in IU/l (International Units pro Liter) sind genormte Werte, die zwischen unterschiedlichen Labors vergleichbar sind.

TPO-Antikörper

Tabelle 18: TPO-Antikörper

< 60 U/ml	negativ (unter 100 U/ml sind die Werte normal)
> 60 U/ml	positiv (Hashimoto-Thyreoiditis oder Morbus Basedow)

Die Normalwerte können je nach Labor gewisse Abweichungen zeigen. Die Aussagekraft der gemessenen Antikörper muss deshalb in Beziehung zu den jeweiligen Normalwerten des einzelnen Labors gesetzt werden.

Bei gesunden Menschen liegen die TPO-Antikörper unterhalb der Nachweisbarkeitsgrenze von 60 U/ml, sind also negativ. Deutlich positive TPO-Antikörper sind ein Hinweis auf eine Autoimmunthyreoiditis (Hashimoto). Erhöhte TPO-Antikörper werden bei der autoimmunen Schilddrüsenentzündung vom Typ Hashimoto bei 80 % der Erkrankten gefunden. TPO-Antikörper entsprechen den früher gemessenen MAK-Antikörpern (Antikörper gegen mikrosomales Antigen). Sie können auch bei Menschen mit einer autoimmunen Schilddrüsenüberfunktion vom Typ Morbus Basedow messbar sein. In einigen Fällen können auch bei Gesunden und insbesondere im höheren Lebensalter TPO-Antikörper in geringen Konzentrationen nachgewiesen werden. Für den Verlauf der autoimmunen Schilddrüsenerkrankung hat die Höhe der TPO-Antikörper im Blut keine richtungsweisende Bedeutung. Die Höhe der TPO-Antikörper lässt zurzeit keine sichere Aussage über den Schweregrad der Erkrankung zu, spiegelt aber das Ausmaß der immunologischen Aktivität wider. Nach einer Schwangerschaft werden bei einigen Frauen erhöhte TPO-Antikörper gefunden. Es kann dann eine sogenannte postpartale Thyreoiditis vorliegen. Diese geht in 5 % der Fälle in eine Hashimoto-Thyreoiditis über. In den meisten Fällen heilt sie aber nach einigen Monaten vollständig und folgenlos aus. Eine Behandlung mit Medikamenten und/oder Hormonen kann auch bei der postpartalen Thyreoiditis je nach hormoneller Situation erforderlich sein.

Medizinische Hintergründe

TPO-Antikörper sind Antikörper gegen ein bestimmtes Enzym der Schilddrüse. Enzyme sind für die Beschleunigung chemischer Umbauprozesse oder Abbauprozesse zuständig. Das betreffende Enzym ist die Schilddrüsenperoxidase. Die Schilddrüsenperoxidase sitzt auf der inneren Zellmembran der Schilddrüsenzellen und hilft bei der Bildung von Schilddrüsenhormonen. Antikörper können die intakte Zellwand nicht durchdringen. Möglicherweise werden TPO-Antikörper erst gebildet, wenn das Immunsystem mit Bestandteilen bereits zerstörter Schilddrüsenzellen in Kontakt getreten ist. Dann wären die TPO-Antikörper nur Marker für eine autoimmune Reaktion, jedoch nicht die eigentlichen Akteure der Immunreaktion. Leicht erhöhte TPO-Antikörper allein beweisen nicht das Vorliegen einer Autoimmunkrankheit.

Auch bei anderen Schilddrüsenkrankheiten und gelegentlich bei gesunden Menschen können leicht erhöhte TPO-Antikörper-Spiegel vorliegen. Für die Diagnose Hashimoto-Thyreoiditis reicht also ein gering erhöhter TPO-Wert allein nicht aus. Es müssen außerdem die Symptome, das Ultraschallergebnis, der Krankheitsverlauf, die Hormonwerte im Blut und gegebenenfalls das feingewebliche Untersuchungsergebnis berücksichtigt werden. Es gibt auch Menschen mit nachgewiesener Hashimoto-Thyreoiditis ohne den Nachweis von TPO-Antikörpern im Blut.

TG-Antikörper

Tabelle 19: TG-Antikörper

< 115 U/ml	negativ
> 115 U/ml	positiv

Die Normalwerte können je nach Labor Abweichungen zeigen. Die Aussagekraft der gemessenen Antikörper muss in Beziehung zu den jeweiligen Normalwerten des einzelnen Labors gesetzt werden.

Positive TG-Antikörper finden sich bei der Hashimoto-Thyreoiditis in 50–60 % der Fälle. Nur bei wenigen Patienten mit einer autoimmunen Schilddrüsenkrankheit findet sich eine alleinige Erhöhung der TG-Antikörper. Die Bedeutung dieses Befundes ist unklar.

Medizinische Hintergründe

TG-Antikörper sind Antikörper gegen Thyreoglobulin. Thyreoglobulin ist ein von den Schilddrüsenzellen hergestelltes Protein. In der Schilddrüsenzelle ist es für die Produktion und Speicherung von Schilddrüsenhormonen verantwortlich.

Bei der autoimmunen Schilddrüsenerkrankung vom Typ Basedow können ebenfalls gelegentlich TG-Antikörper nachgewiesen werden. Bei anderen Schilddrüsenkrankheiten finden sich in bis zu 20 % der Fälle TG-Antikörper. Leicht erhöhte TG-Antikörper-Spiegel kommen manchmal auch bei Gesunden vor. Bei gesunden Menschen liegen die TG-Antikörper unterhalb des Referenzbereichs und werden dann als negativ bezeichnet. Deutlich positive TG-Antikörper sind ein Beweis für eine Autoimmunthyreopathie (Hashimoto-Thyreoiditis oder Morbus Basedow).

TRAK (TSH-Rezeptor-Antikörper)

Leicht erhöhte TRAK finden sich nur gelegentlich (< 10 %) bei der Hashimoto-Thyreoiditis. Üblicherweise besteht bei positiven TRAK eine autoimmune Schilddrüsenüberfunktion vom Typ Morbus Basedow. Mischformen zwischen Morbus Basedow und der Hashimoto-Thyreoiditis sind möglich, aber selten.

Die Normalwerte sind je nach Labor und Nachweismethode unterschiedlich. Die Aussagekraft der gemessenen Antikörper muss deshalb immer in Beziehung zu den jeweiligen Normwerten des einzelnen Labors gesetzt werden.
TRAK-Werte werden in IU/l (International Units pro Liter) angegeben. Je nach Labor können die Normwerte abweichend definiert sein.

TRAK (synonym: TSHRAK und TSH-Rezeptor-Antikörper) ist gleichbedeutend mit der Bezeichnung TSH-Rezeptor-Antikörper. Sie finden sich beim Morbus Basedow in über 95 % der Fälle im akuten Stadium (abhängig vom Nachweisverfahren). Die Antikörper richten sich gegen einen auf der Zelloberfläche der Schilddrüsenzellen gelegenen Bindungsort für TSH, den sogenannten TSH-Rezeptor. Wenn dieser Bereich von einem Antikörper oder TSH besetzt ist, vermittelt dies ins Zellinnere das Signal, dass Schilddrüsenhormone gebildet werden sollen. Auch blockierende TRAK, die zu einer Hemmung der Bildung von Schilddrüsenhormonen führen, sind bekannt und können bei der Hashimoto-Thyreoiditis (selten) und beim Morbus Basedow (häufig) nachgewiesen werden.

Die TSH-Rezeptor-Antikörper führen meist zu einer Schilddrüsenüberfunktion.

Medizinische Hintergründe

Die TSH-Rezeptor-Antikörper besetzen die an der Oberfläche der Schilddrüsenzellen liegenden TSH-Rezeptoren. Diese Rezeptoren gleichen Puzzleteilen. Sie sind normalerweise dafür vorgesehen, dass sich das TSH, ein Hormon der Hypophyse, dort verankert. Durch diese Verankerung nach dem Schlüssel-Schloss-Prinzip werden in der Zelle Vorgänge ausgelöst, die die Produktion der Schilddrüsenhormone T3 und T4 anregen können.

Die TSH-Rezeptor-Antikörper haben eine ähnliche Oberflächenstruktur wie das TSH. Wie ein falsches Puzzleteil kleben sich diese Antikörper an den Rezeptor und verursachen eine übermäßige und unkontrollierte Produktion von Schilddrüsenhormonen. Neben den stimulierenden Antikörpern gibt es selten auch blockierende Antikörper. Diese können die Produktion von Schilddrüsenhormonen verhindern. Ob aktivierende oder blockierende TRAK vorliegen, kann nur durch spezielle Laboruntersuchungen festgestellt werden, die nicht routinemäßig durchgeführt werden.

Der Nachweis von TSH-Rezeptor-Antikörpern (TRAK) deutlich oberhalb des Grenzbereiches beweist in der Regel einen Morbus Basedow.

Tabelle 21: TRAK-human

< 1 IU/l	negativ (Werte sind normal)
1–2 IU/l	Grenzbereich
> 2 IU/l	positiv

Gibt es noch andere Antikörper?

Bei einem Ungleichgewicht des Immunsystems werden meist nicht nur eine Sorte Antikörper gebildet, sondern häufig mehrere unterschiedliche Antikörperarten. In einigen Fällen bestehen zunächst Krankheitssymptome ohne veränderte Antikörperspiegel. Nach einer Weile, unter Umständen erst nach Jahren, können dann auch solche Antikörper im Blut nachgewiesen werden.

Antikörper gegen T3/T4

Sehr selten werden Antikörper gegen die Schilddrüsenhormone (T3, T4) gefunden. Bei etwa 0,2 % der Schilddrüsenkranken, etwas häufiger bei autoimmunen Schilddrüsenkrankheiten, lassen sich T3- oder T4-Antikörper nachweisen. Diese Antikörper können die Schilddrüsenhormone inaktivieren. Dann entwickelt sich eine Unterfunktion, die der Körper durch Steigerung des TSH auszugleichen versucht. Es kann zu Messfehlern und schwer zu deutenden Werten bei der Bestimmung der Schilddrüsenhormone kommen. In solchen Fällen sollte ein Schilddrüsenspezialist zurate gezogen werden.

Antinukleäre Antikörper

Antinukleäre Antikörper (ANA) sind Antikörper, die sich gegen Zellkernbestandteile richten. Sie können bei autoimmunen Schilddrüsenerkrankungen ebenfalls erhöht sein. Niedrige ANA-Werte (Titer) können durchaus noch normal sein (Titer 1:80, in einigen Fällen auch 1:160). Bei hohen Titern und unklaren Symptomen müssen weitere Erkrankungen ausgeschlossen werden. ANA können bei verschiedenen Autoimmunkrankheiten auftreten. Sie sind nicht beweisend für eine bestimmte Krankheit. Zu den Krankheiten, bei denen ANA auftreten können, zählen Krankheiten aus dem rheumatischen Formenkreis wie der Lupus erythematodes, die chronische Polyarthritis und andere. Auch bei autoimmuner Leberentzündung (autoimmune Hepatitis) und entzündlichen Darmerkrankungen (Morbus Crohn) können die ANA erhöht sein.

Positive ANA können auch bei autoimmunen Schilddrüsenkrankheiten vorkommen.

Bei einigen Infektionskrankheiten wie dem Pfeifferschen Drüsenfieber (Epstein-Barr-Virus), bei einer bestimmten Herpesinfektion (Herpes-Virus Typ 6), bei der Zytomegalie oder bei einer chronischen infektiösen Leberentzündung (Hepatitis Typ B und C) können ANA messbar sein, ohne dass eine typische autoimmune Krankheit vorliegen muss.

Wenn bei Ihnen Symptome auftreten, die durch die Hashimoto-Thyreoiditis nicht erklärbar sind und erhöhte ANA nachgewiesen werden können, ist eine Untersuchung durch einen Immunologen und/oder internistischen Rheumatologen sinnvoll.

Weitere Antikörper?

Wahrscheinlich treten neben den bekannten Antikörpern noch andere Antikörper auf, die zurzeit nicht nachgewiesen werden können oder keine eindeutige klinische Bedeutung haben. Genauere Kenntnisse aus wissenschaftlichen Untersuchungen werden für die Zukunft erwartet.

Wie oft sollte man die Antikörperspiegel kontrollieren?

Die Höhe der Antikörperspiegel im Verlauf einer autoimmunen Schilddrüsenerkrankung hat keine große Bedeutung. Häufige Kontrollen der Antikörperspiegel sind nicht sinnvoll, weil daraus keine Änderung der Therapie folgt. Abfallende Antikörperspiegel können Hinweise auf eine Beruhigung des Immunprozesses geben. Fehlende Antikörper sind aber noch kein Beweis für Ausheilung oder Gesundheit.

Die Höhe der Antikörperspiegel ist kein zuverlässiger Maßstab für die Krankheitsintensität.

Die immunologische Intensität der Hashimoto-Erkrankung ist häufig, aber nicht zwangsläufig an der Höhe der Antikörperspiegel abzulesen. Sowohl hohe als auch niedrige Antikörperspiegel können mit ausgeprägten, schwachen oder fehlenden Symptomen einhergehen. Auch bei nicht messbaren Antikörperspiegeln im Blut sind Symptome möglich. Die Antikörperspiegel können von Messung zu Messung variieren. In einigen Fällen verstärkt sich allerdings die

Symptomatik bei steigenden Antikörperspiegeln und sinkt bei fallenden Antikörperspiegeln. Nachweis und Höhe der im Blut messbaren Antikörperspiegel sind nur ein Mosaikstein bei der Diagnose der Hashimoto-Thyreoiditis.

Können keine Antikörper nachgewiesen werden, kann unter Umständen trotzdem eine Hashimoto-Thyreoiditis bestehen, wenn diese durch eine Ultraschalluntersuchung, das feingewebliche Untersuchungsergebnis (Punktion und Gewebeentnahme aus der Schilddrüse) oder die Symptome bestätigt wird. Ist die Schilddrüse als Folge des langjährigen Immunprozesses geschrumpft oder zerstört, sind häufig keine TPO-Antikörper mehr nachweisbar.

Antikörper und Schwangerschaft

Meist sinken die Antikörper im Verlauf der Schwangerschaft ab. Das Immunsystem wird in der Schwangerschaft hormonell herunterreguliert, damit das ungeborene Kind nicht vom mütterlichen Immunsystem angegriffen wird. Aus diesem Grund geht es erkrankten Frauen während der Schwangerschaft häufig besser, wenn vorher Symptome bestanden, die auch durch eine optimale Schilddrüsenhormontherapie nicht verschwanden. Auch von anderen Autoimmunkrankheiten ist dieses Phänomen bekannt. Zurzeit ist es allerdings erst ansatzweise möglich, diese Kenntnis als Therapie nutzbar zu machen.

TPO-Antikörper sind bei Schwangeren über den Mutterkuchen auf das Kind übertragbar. Bei 10 % der Neugeborenen können positive TPO-Antikörper nachgewiesen werden, die von der Mutter übertragen wurden. Da die TPO-Antikörper gegen ein in der Zelle befindliches Enzym gerichtet sind und Antikörper die Zellwand einer gesunden Zelle nicht durchdringen können, ist eine Übertragung der TPO-Antikörper nicht problematisch für das Kind. Die mütterlichen Antikörper baut das Baby innerhalb des ersten Lebensjahres ab.

Während und vor allem nach einer normalen Schwangerschaft treten bei etwa 10 % aller Frauen erhöhte TPO-Antikörper auf. In diesen Fällen sollte besonders auf eine sich entwickelnde oder bereits bestehende autoimmune Schilddrüsenkrankheit (Post-partum-Thyreoiditis) geachtet werden. Diese nach der Entbindung auftretende Schilddrüsenentzündung kann sich nach einer anfänglichen Phase der Überfunktion durch nachfolgende Unterfunktionssymptome bemerkbar machen. Diese Unterfunktion kann langfristig bestehen bleiben (5 %) und gegebenenfalls in eine Hashimoto-Thyreoiditis übergehen. Hier ist dann der Ersatz der fehlenden Schilddrüsenhormone erforderlich. In den meisten Fällen kommt es jedoch nach einigen Wochen bis Monaten zu einem folgenlosen Ausheilen ohne weitere Störungen der Schilddrüsenfunktion.

Hormone

G

Hormone sind Botenstoffe, die im menschlichen Körper Signale übermitteln können. Dabei können Botschaften von zentralen Stellen im Gehirn zu weit entfernten Organen und von den Organen wiederum zum Gehirn gesendet werden. Die einzelnen Organe können sich auch untereinander mithilfe dieser Hormonbotschaften verständigen.

Die Hormonausschüttung erfolgt durch hormonaktive Drüsen wie z. B. die Schilddrüse oder die Bauchspeicheldrüse in die Blutbahn. Zusätzlich sind andere Zellen außerhalb der hormonaktiven Drüsen in der Lage, Hormone zu bilden und an das umgebende Gewebe abzugeben. Bekannte Hormone sind z. B. das Insulin der Bauchspeicheldrüse, Östradiol und Progesteron, die Hormone der Eierstöcke, oder das Kortison der Nebennieren. Die hormonelle Regulation ist ein hoch komplizierter und fein regulierter Ablauf, der erst in Ansätzen wissenschaftlich verstanden ist. Längst nicht alle Abläufe sind erforscht und ständig werden neue Hormone entdeckt. Wenn im Laufe dieses Kapitels hormonelle Zusammenhänge erklärt werden, handelt es sich dabei um Modelle, die vereinfachte Regelkreise zeigen, um die Vorstellung der Wirksamkeit der Hormone zu erleichtern. Die wirklichen Regelkreise sind oft sehr viel komplizierter.

Schilddrüsenhormone und hormoneller Regelkreis T3 und T4

Die Schilddrüse produziert die Hormone T3 (Trijodthyronin) und T4 (Tetrajodthyronin). T3 und T4 werden in einem Verhältnis von 1 : 10 ins Blut ausgeschüttet. Es wird also wesentlich mehr T4 gebildet. Zur Bildung beider Hormone benötigt die Schilddrüse Jod. Das im Körper wirksame Hormon ist T3. T4 dient als Hormonvorstufe und als Reserve, aus der mithilfe von Enzymen das T3 hergestellt wird. Beide Hormone liegen in gebundener inaktiver Form und in freier aktiver Form im Körper vor. Gebunden heißt, dass die Hormone eine Bindung mit Transportproteinen eingehen. Als Vergleich: Eine Kopfschmerztablette kann als unwirksames Medikament in Pulverform im Schrank liegen und wird erst wirksam, wenn sie aus dem Schrank genommen (Abspaltung vom Transportprotein) und in Wasser aufgelöst wird (Umwandlung in das wirksame freie T3).

Medizinische Hintergründe

T4 ist im Blut zu über 99 % an Transportproteine gebunden. Etwa 0,03 % liegen in freier Form vor. T3 ist ebenfalls zu über 99 % an Transportproteine gebunden. Der Anteil des ungebundenen T3 beträgt etwa 0,3 %. Die Menge der Transportproteine kann sich in verschiedenen Lebenssituationen ändern. So steigt die Menge der Transportproteine beispielsweise bei Einnahme der Anti-Baby-Pille oder in der Schwangerschaft. Damit in diesen Fällen noch genug freies aktives T3 vorliegt, muss die Gesamthormonmenge erhöht werden. Wird nur die T3/T4-Menge bestimmt, kann sich ein falscher Eindruck ergeben. Die Bestimmung der freien Hormone ist dagegen genauer. Besonders die Bestimmung des freien T4 wird empfohlen. Bei T3 ist die Proteinbindung etwas geringer, hier kann anstelle des freien T3 auch die Gesamthormonmenge T3 ausreichenden Aufschluss geben.

Tabelle 22: Normwerte T3

T3:	0,5–1,7 ng/ml	oder	1,4–2,8 nmol/l	Erwachsene
freies T3:	2,2–4,7 ng/l	oder	5,4–12,3 pmol/l	Erwachsene
T3:	0,5–2,0 ng/ml			Neugeborene

Tabelle 23: Normwerte T4

T4:	5,5–11,0 µg/dl	oder	77–142 nmol/l	Erwachsene
freies T4:	0,8–1,8 ng/l	oder	10–23 pmol/l	Erwachsene
T4:	5–13 µg/dl	oder	65–165 nmol/l	Kinder und Jugendliche
freies T4:	0,9–1,8 ng/dl	oder	11,5–23 pmol/l	Kinder und Jugendliche
T4:	8–20 µg/dl	oder	100–250 nmol/l	Neugeborene
freies T4:	1,5–3 ng/dl	oder	19–38 pmol/l	Neugeborene

Die Normwerte können je nach Labor und Bestimmungsmethode Abweichungen zeigen. Die Werte sind vom Testverfahren abhängig. Unterschiedliche Einheiten sind üblich. Die Einheit ist der Wert hinter der Zahl (z. B. ng/ml oder pmol/l), der angibt, um welche Vergleichsmenge es sich handelt. Der Zahlenwert allein ist nicht aussagekräftig. Bei der Bewertung gemessener Blutspiegel ist es notwendig, diese nicht allein zu betrachten, sondern sie in Bezug zu den bestehenden Beschwerden zu setzen. Bei einer Blutabnahme sollten nach Möglichkeit immer fT3, fT4 und TSH bestimmt werden. Ein einzelner Wert hat nur eine begrenzte Aussagekraft.

TSH

Die Hypophyse erhält durch das TRH die Botschaft: »Sorge dafür, dass die Schilddrüse Hormon produziert«. Sie schüttet daraufhin ihrerseits ein Hormon (TSH) in die Blutbahn aus mit folgender Botschaft: »Die Schilddrüse wird aufgefordert, T3 und T4 zu bilden«. TSH bedeutet Thyreoidea-stimulierendes Hormon, also das Hormon, das die Schilddrüse anregt, T3 und T4 zu bilden. TSH wirkt direkt an der Schilddrüse. Die gesunde Schilddrüse bildet nach Erhalt der Hormonbotschaft und in Anwesenheit von genügend Jod daraufhin T3 und T4.

T3 und T4 erscheinen im Blut und können nun rückwirkend die Bildung von TSH und TRH in Hypophyse und Hypothalamus unterdrücken. Hypophyse und Hypothalamus stellen so fest, dass ihre Botschaft verstanden wurde und vermindern die Produktion von TSH und TRH. Die gesunde Hypophyse registriert also präzise wie ein Seismograph die Veränderungen und den Bedarf an Schilddrüsenhormonen im Blut und Gewebe. Deshalb kommt dem TSH-Spiegel eine große Bedeutung bei der Beurteilung der Schilddrüsenfunktion zu. Wichtig ist allerdings, dass moderne, hoch empfindliche TSH-Messverfahren zum Einsatz kommen.

Die Steuerung der T3- und T4-Bildung ist in diesem Schema vereinfacht dargestellt. Die genauen Vorgänge in der Hypophyse, dem Hypothalamus und der Schilddrüse sind wesentlich komplexer und zum Teil noch nicht ausreichend geklärt. Für das Grundverständnis des Schilddrüsenstoffwechsels ist das Modell jedoch sinnvoll.

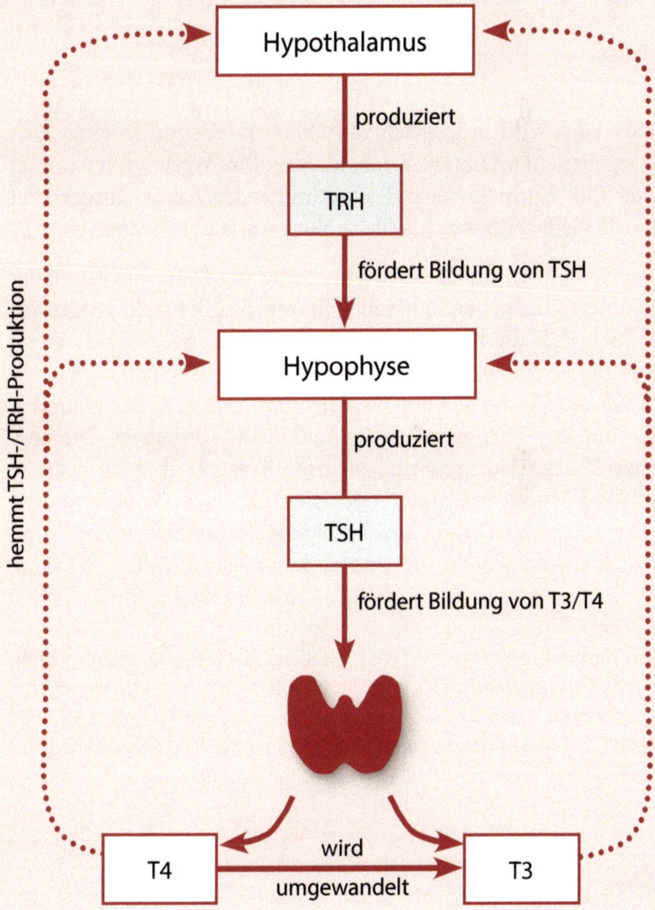

Abbildung 8: Regulation der Schilddrüsenhormonbildung.

Tabelle 24: Normwerte TSH	
0,3–4 mU/l	Erwachsene
0,5–6 mU/l	Kinder und Jugendliche
0,5–20 mU/l	Neugeborene

Der TSH-Wert wird in Deutschland üblicherweise nur in einer Einheit angegeben, in mU/l (entspricht µU/ml). Ihre Werte sollten immer in Bezug zum Normalbereich des bestimmenden Labors ausgewertet werden, da vielfach unterschiedliche Normwerte üblich sind.

Normwerte können durch Neubestimmung der Daten im Laufe der Zeit zu unterschiedlichen Intervallen führen. So gilt für die Normwerte des TSH, dass die heute noch üblichen oben angegebenen Werte möglicherweise ein zu großes Intervall umfassen. Nach einer neueren amerikanischen Untersuchung lässt sich bei über 95 % der gesunden Bevölkerung ein TSH zwischen 0,4 und 2,5 mU/l messen. Die obere bisher übliche Normgrenze von 4 mU/l wurde deshalb auch in Deutschland schon in einigen modernen Labors nach unten korrigiert. Die heute üblichen, in Tabelle 24 aufgeführten Normwerte sind vermutlich korrekturbedürftig, da sie zu weit gefasst sind.

Tipp: Für Hashimoto-Kranke wird die Einstellung des TSH < 1,0 mU/l empfohlen Liegt Ihr TSH oberhalb von 2,5 mU/l und unterhalb von 4 mU/l und fühlen Sie sich damit gut, kann dies so belassen werden. Liegt Ihr TSH z. B. bei 3 mU/l und bestehen Unterfunktionssymptome, empfiehlt sich die Absenkung des TSH-Wertes durch Ergänzung von Schilddrüsenhormonen.

Die gelegentlich veröffentlichte ärztliche Ansicht, erst ab einem TSH von > 10 mU/l mit Thyroxin zu behandeln wird nicht unterstützt.

Was bedeuten zu hohe TSH-Werte?

Bei TSH-Werten über 4,0 mU/l bildet die Schilddrüse eindeutig zu wenig Schilddrüsenhormon bzw. die eingenommene Hormonmenge ist zu gering. Der Körper zeigt so einen Mangel an den Schilddrüsenhormonen fT3 und fT4 an. Die Botschaft »Die Schilddrüse wird aufgefordert, Hormon zu bilden« wird bei zu niedrigen fT3- und fT4-Werten im Blut vermehrt von der Hypophyse via TSH ausgegeben.

Was bedeuten niedrige TSH-Werte?

TSH-Werte unter 0,3 mU/l sind niedrig. Die Schilddrüse bildet zu viel Hormone oder die eingenommene Hormonmenge ist zu hoch. Die TSH-Produktion in der Hypophyse wird deshalb vermindert. Die Botschaft »Die Schilddrüse wird aufgefordert, Hormon zu bilden« ist nicht angebracht bei zu viel fT3 und fT4 im Blut. Die Einnahme von T3-Präparaten unterdrückt den TSH regelmäßig ohne dass eine Überfunktion vorliegen muss. Eine Orientierung der Hormoneinstellung allein am TSH ist nicht ausreichend. Es müssen immer FT3 und FT4 mitbestimmt werden.

Ein TSH-Wert ist nicht mit einem FT3- und einem FT4-Wert verbunden.

Ausnahmen

In einigen Fällen kommt es zu einer Abweichung des TSH-T3/T4-Verhältnisses. Z. B. kann auch bei normalem T3 und T4 das TSH erniedrigt oder erhöht sein. Diese Werte weisen auf eine sich entwickelnde Schilddrüsenfunktionsstörung hin und sollten im Einzelfall durch einen Endokrinologen geklärt werden.

Ein zu hohes TSH bei zu hohem T3 und T4 muss ebenfalls von einem Spezialisten geklärt werden. In diesem Fall müssen sehr seltene Krankheiten ausgeschlossen werden. Bei einem außerhalb der Norm liegenden TSH-Spiegel sollte zunächst eine Kontrolle durch eine erneute Blutabnahme erfolgen. Die TSH-Bildung unterliegt im Tagesverlauf erheblichen Schwankungen, die jedoch normal sind (zirkadiane Rhythmik).

Das Vorliegen der bei Hashimoto-Thyreoiditis seltenen TSH-Rezeptor-Antikörper (TRAK) kann nach neueren Studien die TSH-Konzentration direkt an der Hypophyse senken. Dieses Phänomen ist bei der autoimmunen Überfunktion, dem Morbus Basedow, schon länger bekannt. So kann das TSH niedrig sein, unabhängig von der Konzentration der freien Schilddrüsenhormone. In solchen Fällen ist es sinnvoll, sich für die hormonelle Einstellung an den freien Hormonen (fT3 und fT4) und den Symptomen zu orientieren. Der TSH-Wert sollte bei autoimmunen Schilddrüsenkrankheiten nicht isoliert betrachtet werden, sondern immer zusammen mit den Konzentrationen der freien Hormone fT3 und fT4.

Tipp für den Hormonersatz

Anzustreben ist die Bestimmung der freien T3- und freien T4-Werte. Da die Normwerte sich für das freie und das gebundene Hormon unterscheiden, sind die Werte untereinander nicht vergleichbar. Bei langfristiger Gabe von Schilddrüsenhormonen sollten immer dieselben Werte bestimmt werden, damit sie verglichen werden können. Bei den Normwerten gibt es zusätzlich Unterschiede von Labor zu Labor. Für den Schilddrüsenpatienten ist es günstig, die Werte immer im selben Labor mit derselben Methode bestimmen zu lassen. In Zweifelsfällen sollten Sie die jeweiligen Normwerte beim behandelnden Arzt erfragen.

T3 ist im Körper nicht lange haltbar. Die sogenannte Halbwertszeit, also die Zeit, in der die Hälfte der Substanz abgebaut und damit unwirksam wird, beträgt für T3 nur 19 Stunden. T4 hat dagegen eine Halbwertszeit von acht Tagen. Die Halbwertszeit ist ein Anhaltspunkt für die Dauer der Wirksamkeit eines Stoffes. Die Hormone, die heute eingenommen werden, können also zum Teil mehrere Wochen wirken. Bei Veränderungen der Medikamentendosierung lohnt sich eine Kontrolle frühestens nach zwei bis drei Wochen. Rasche Änderungen der Hormondosis sind nicht ratsam, da der endgültige Effekt einer Steigerung immer erst nach einigen Wochen beurteilt werden kann.

Wirksamkeit von Schilddrüsenhormonen

Die Wirkung der Hormone ist nicht nur von ihrer Menge im Blut abhängig, sondern unter anderem auch von der Anzahl ihrer Anknüpfungsstellen an den Zielzellen. Je mehr Anknüpfungsstellen an oder in den Zielzellen vorhanden sind, umso stärker die Wirkung. Die Anzahl der Anknüpfungsstellen ist wiederum von verschiedenen Hormonen und anderen Faktoren abhängig. Die Wirkung ist zudem von der Anzahl der Moleküle abhängig, die eine Botschaft der Schilddrüsenhormone in die Zellen weiterleiten. Daneben gibt es noch viele andere Faktoren, welche die Wirksamkeit der Hormone beeinflussen können. Man kann sich die Zielzelle als Kaufhaus vorstellen. Stellen Sie sich vor, ein Kaufhaus möchte an einem Vormittag so viel Umsatz wie möglich machen. Nehmen wir an, vor dem Kaufhaus stehen schon die ersten Kunden (Schilddrüsenhormon). Wenn ich als Kaufhausdirektor nur eine Tür öffne, nur einen Verkäufer und eine Kasse (Enzyme) habe, wird der Umsatz (Hormonwirkung) eher gering sein. Wenn ich aber stattdessen alle 20 Türen öffne und 20 Verkäufer und offene Kassen zur Verfügung stelle, kann ich sehr viel mehr Umsatz machen. Der Umsatz (Hormonwirkung) ist also nicht allein an der Anzahl der wartenden Kunden (Konzentration der Schilddrüsenhormone im Blut) abzuschätzen.

Die Anzahl der Hormonanknüpfungsstellen an der Zielzelle ist auch von der Menge der Schilddrüsenhormone abhängig. Bestand längere Zeit eine Unterfunktion, war also zu wenig Schilddrüsenhormon verfügbar, wurde die Menge der Anknüpfungsstellen daran angepasst. Ist nun die Schilddrüsenhormonmenge normalisiert, muss sich die Zielzelle wiederum erst an die neue Situation anpassen und die Anzahl der Anknüpfungsstellen neu regulieren. Das braucht Zeit, mitunter Wochen bis Monate. In dieser Zeit können die Hormonspiegel im Blut schon normal sein, aber die Wirkung der Schilddrüsenhormone ist noch nicht normal. Die Symptome können einige Zeit hinterher hinken, bevor sie sich bessern oder ganz verschwinden.

Nach Normalisierung der Hormonspiegel im Blut kann es noch einige Wochen dauern, bis die Symptome sich bessern.

TRH

Im Gehirn des Menschen liegen zwei Schaltzentralen für die Steuerung des Hormonstoffwechsels: die Hypophyse und der Hypothalamus. Nach einem vereinfachten Schema kann der Hypothalamus eine Botschaft an die Hypophyse schicken, die lautet: »Sorge dafür, dass die Schilddrüse Hormone bildet«.
Diese Botschaft wird in Form eines Hormons vermittelt. Dieses Hormon heißt TRH. TRH bedeutet Thyreotropin-Releasing-Hormon und ist das Hormon, das aus der Hypophyse TSH freisetzt. Die Bestimmung des TRH ist praktisch nie erforderlich und wird hier nur der Vollständigkeit halber erwähnt.

Calcitonin

In den C-Zellen der Schilddrüse wird Calcitonin gebildet. Calcitonin ist ein Hormon, das bei der Steuerung des Knochenaufbaus und Knochenabbaus wirksam ist. Calcitonin spielt bei der Hashimoto-Thyreoiditis keine Rolle. Als wichtiger Kontrollwert wird es zur Diagnostik und Verlaufsbeobachtung bei bestimmten Formen von Schilddrüsenkrebs (medulläres Karzinom) genutzt. Bei einigen Krankheiten (z. B. schmerzhafte Osteoporose) wird Calcitonin als Medikament gegeben. Die Hashimoto-Thyreoiditis gehört nicht zu diesen Krankheiten.

Parathormon

Unmittelbar hinter der Schilddrüse liegen die vier Nebenschilddrüsen. Die Nebenschilddrüsen werden auch Epithelkörperchen genannt. Sie bilden keine Schilddrüsenhormone, sondern das Parathormon. Parathormon ist für die Regulation und Aufnahme von Kalzium in den Körper zuständig. Es steuert den Einbau von Kalzium in die Knochen unter Mithilfe von Vitamin D. Der Kalziumspiegel im Blut ist ebenso wie die Kalziumaufnahme über den Darm und die Kalziumausscheidung über den Urin vom Parathormon abhängig.

Bei Schilddrüsenoperationen wird der Erhalt der Nebenschilddrüsen angestrebt. Werden die Nebenschilddrüsen versehentlich bei einer Operation entfernt oder in ihrer Funktion gestört, kommt es zu einer

Unterversorgung des Körpers mit Kalzium.

Die Symptome einer Unterfunktion der Nebenschilddrüsen sind Kribbeln in Händen, Füßen und im Gesicht. Es kann zu bedrohlich wirkenden Krampfzuständen kommen. Die langfristige Behandlung besteht in der Gabe von Vitamin D Derivaten (Alfacalcidol, Calcitriol). Die Dosierung richtet sich nach der Höhe des Kalziumspiegels im Blutserum. Zusätzlich sollten der Phosphat- und der Magnesiumspiegel kontrolliert werden.

Die Nebenschilddrüsen können nach einer Schilddrüsenoperation vorübergehend in ihrer Funktion gestört sein. Eine Behandlung mit Kalzium und Vitamin D oder Vitamin D-Derivaten ist dann vorübergehend notwendig. Wird nur eine der vier Nebenschilddrüsen entfernt, übernehmen die anderen Nebenschilddrüsen die Hormonproduktion vollständig. Bei Entfernung mehrerer Nebenschilddrüsen ist die Übernahme der Hormonproduktion durch die verbliebenen Nebenschilddrüsen vom Einzelfall abhängig.

Sind alle Nebenschilddrüsen entfernt worden, sollten die Betroffenen einen Notfallausweis bei sich tragen. Lebenslang müssen dann Kalzium und Vitamin D eingenommen werden. Langfristig müssen Kalzium- und Phosphatspiegel kontrolliert werden. Eine Überdosierung von Kalzium und Vitamin D muss vermieden werden.

Die Hashimoto-Thyreoiditis führt nicht zu einer Störung der Nebenschilddrüsenfunktion.

Tabelle 25: Normwerte Kalzium und Phosphat

Kalzium	im Serum	2,15–2,75 mmol/l
	im 24-Stunden-Urin	4,02–4,99 mmol/l
Phosphat	im Serum	0,84–1,45 mmol/l

Therapie

H

Bei der Behandlung der Hashimoto-Thyreoiditis werden derzeit nur die Unterfunktionssymptome bekämpft. Eine Therapie, die auf die Ursachen abzielt, steht zurzeit noch nicht zur Verfügung. Auch eine sichere Methode, den Ausbruch der Krankheit zu verhindern, gibt es bis heute nicht.

Therapie der Schilddrüsenunterfunktion

Schwerpunkt der Therapie ist der Hormonersatz. Unterstützend können Antioxidanzien wirken. Sie sollten auf jodhaltige Medikamente verzichten, da diese die Krankheit fördern können. Hierbei sind die üblichen Schilddrüsenhormone ausgenommen, denn hier ist Jod in das Hormon (Levothyroxin T4 und Trijodthyronin T3) eingebunden und wirkt dadurch nicht krankheitsfördernd. Kombinationen von Schilddrüsenhormon und Jodid sind jedoch nicht sinnvoll. Eine jodarme Ernährung scheint die Krankheit günstig zu beeinflussen. Eine streng jodarme Diät ist jedoch nicht erforderlich.

Tabelle 26: Behandlungsmöglichkeiten der Hashimoto-Thyreoiditis
Optimaler Ersatz der fehlenden Schilddrüsenhormone
Antioxidanzien (vor allem Selen)
Meiden von jodhaltigen Medikamenten und stark jodhaltigen Lebensmitteln (z. B. Algen)

Besonders wichtig ist, dass Sie einen in Diagnostik und Therapie der Hashimoto-Thyreoiditis erfahrenen Hormonspezialisten (Endokrinologen) finden, der sich einfühlsam und individuell mit Ihren Problemen und Fragen befasst und die aktuellen wissenschaftlichen Entwicklungen für Sie interpretieren und nutzbar machen kann.

Schilddrüsenhormonersatz

Wurden die Schilddrüsenhormon produzierenden Zellen teilweise oder vollständig durch das Immunsystem zerstört oder operativ entfernt, müssen Sie die fehlenden Schilddrüsenhormone ersetzen.

Der Bedarf an Schilddrüsenhormonen ist von Mensch zu Mensch unterschiedlich. Bis auf wenige Ausnahmen ist eine dauerhafte lebenslange Einnahme von Schilddrüsenhormonen notwendig. Üblicherweise nimmt die Unterfunktion im Laufe der Zeit zu und der Hormonbedarf wird größer. Produziert Ihre Schilddrüse nach jahrelang bestehender Hashimoto-Thyreoiditis keine eigenen Hormone mehr, so kann eine konstante, täglich zu ersetzende Hormonmenge gefunden werden.

Die Behandlung der Hashimoto-Thyreoiditis muss individuell angepasst werden.

Wer sollte behandelt werden?

Behandelt werden sollten alle Hashimoto-Kranken mit Symptomen oder auffälligen Hormonwerten. Auffällige Hormonwerte bestehen, wenn fT3 und/oder fT4 vermindert sind und der TSH-Wert erhöht ist (TSH > 2,5 mU/l). Auch ein erhöhter TSH-Wert bei noch normalen fT3- und fT4-Werten ist ein Grund zur Behandlung. Er weist auf eine bereits bestehende, versteckte (medizinisch: latente, d.h. nicht stark ausgeprägte) Unterfunktion hin.

Bei erhöhten Antikörperspiegeln und erhöhtem TSH oder auffälligem Ultraschallbefund ohne Symptome kann unter Kontrolle der Schilddrüsenwerte und des Ultraschallbefundes auch abgewartet werden. Eine Behandlung mit Thyroxin ist dann nicht zwingend erforderlich. Die Einnahme von 200 µg Selen ist möglich. Milde Krankheitsverläufe sind möglich, bei denen auf eine Behandlung mit Schilddrüsenhormonen verzichtet werden kann. Bei Frauen mit Kinderwunsch sollte bei erhöhtem TSH immer eine Behandlung mit Thyroxin begonnen werden. In der Schwangerschaft ist eine optimale Hormoneinstellung unverzichtbar, auch wenn keine Unterfunktionssymptome vorhanden sind.

Derzeit ist noch nicht abschließend geklärt, ob eine vorbeugende Behandlung mit Schilddrüsenhormonen und/oder Selen bei noch normalen Schilddrüsenfunktionswerten (fT3, fT4, TSH) den weiteren Verlauf günstig beeinflusst. Zu dieser Fragestellung laufen derzeit eine Reihe von Studien.

Bei typischen Unterfunktionssymptomen ist auch bei normalen Schilddrüsenhormonspiegeln und normalem TSH ein Behandlungsversuch mit Thyroxin, startend mit 25–50 µg L-Thyroxin, sinnvoll. Eine regelmäßige Kontrolle der Hormonparameter ist erforderlich.

Bei Neubeginn der Schilddrüsenhormoneinnahme oder bei Dosisänderung ist eine Kontrolle der Werte nach 4 Wochen sinnvoll.

Unter medikamentöser Therapie sollten die Schilddrüsenwerte (fT3/fT4/TSH) zunächst im Abstand von vier bis sechs Wochen kontrolliert werden. Liegen die Werte im Referenzbereich und bestehen keine Symptome, können die Kontrollabstände verlängert werden. Bei guter Einstellung kann auch eine halbjährliche oder jährliche Kontrolle der Werte ausreichend sein. Aufgrund der oft schubweise verlaufenden Erkrankung sind Schwankungen der Hormonwerte möglich. Auch eine spontane Normalisierung der Schilddrüsenfunktion ist im Anfangsstadium der Erkrankung möglich. Weitere Kontrollen der Blutwerte sind dennoch erforderlich, um einen Rückfall rechtzeitig zu erkennen.

Welche Medikamente gibt es?

Zum Ausgleich einer Schilddrüsenunterfunktion stehen verschiedene Medikamente zur Verfügung. Dabei gibt es neben den üblichen L-Thyroxin-Präparaten (T4) auch Präparate, die Trijodthyronin (T3) einzeln oder in Kombination mit T4 enthalten.

Welche Dosis muss ich einnehmen?

Die nötige Hormondosis sollte in Rücksprache mit dem behandelnden Arzt vereinbart werden. Bei Unverträglichkeit der vollen Dosis zu Beginn der Behandlung hilft es, mit einer niedrigen Hormondosis zu beginnen, die dann nach Bedarf langsam gesteigert werden kann. Bei einer Neueinstellung sollte mit L-Thyroxin begonnen werden. Die Dosis kann im weiteren Verlauf angepasst werden, bis eine optimale Dosierung gefunden ist. Änderungen der Dosierung sollten in Schritten von 25 µg vorgenommen werden und langsam erfolgen, da dies oft zu einer besseren Verträglichkeit führt. Die Variationsbreite des Hormonbedarfs ist groß.

Die richtige Dosierung zu finden, braucht Zeit und Geduld.

Die richtige Dosierung ist nicht allein von den Schilddrüsenwerten im Blut abhängig, sondern auch vom Befinden des Betroffenen. Einige Erkrankte fühlen sich trotz normaler Schilddrüsenwerte nicht gut. Ein Versuch, die richtige Hormondosis und das richtige Präparat für den Einzelnen zu finden, sollte immer unternommen werden. Bei der manchmal langwierigen Einstellung ist es wichtig, Geduld und Ausdauer zu haben. Bei der Einstellung auf Schilddrüsenhormone wird vorsichtig dosiert und langsam von unten nach oben steigernd fortgefahren (z. B. 50, dann 75, dann 100 µg L-Thyroxin pro Tag).

Tabelle 27: T4- und T3- sowie Mischpräparate (Auswahl)

T4	Levothyroxinnatrium in µg	
Berlthyrox®	50, 75, 100, 125, 150	
Eferox®	25, 50, 75, 100, 125, 150, 175, 200	
Euthyrox® Tabletten	25, 50, 75, 88, 100, 112, 125, 137, 150, 175, 200	
L-Thyrox® Hexal L-Thyroxin 1A pharma®	25, 50, 75, 88, 100, 112, 125, 150, 175, 200	
L-Thyroxin AL	50, 100	
L-Thyroxin Aristo	25, 50, 75, 100, 125, 150	
L-Thyroxin Beta, L-Thyroxin® Henning 25–200, L-Thyroxin Winthrop, L-Thyroxin-Na AbZ, L-Thyroxin-Na-rationpharm®	25, 50, 75, 100, 125, 150, 175, 200	
L-Thyroxin® Henning Tropfen	5 (pro Tropfen)	
L-Thyroxin-Na-CT	50, 100, 125, 150, 175, 200	
Thevier	50, 100	
T3	**Trijodthyronin-HCL in µg**	
Thybon® 20 bzw. 100 Henning	20 bzw. 100	
T4 und T3	**Levothyroxin-natrium in µg**	**Trijodthyronin-natrium in µg**
Novothyral® 75 bzw. 100	75 bzw. 100	+15 bzw. +20
Prothyrid®	100	+ 10

Die Tabelle erhebt keinen Anspruch auf Vollständigkeit.

Hinweis: Schilddrüsenhormone sind in Deutschland meist in Vielfachen von 25 µg erhältlich (Dosierungen von 25, 50, 75, 100, 125, 150 µg). Wenn Ihr Hormonbedarf dazwischen liegt, z. B. bei 137,5 µg, können Sie die Tabletten teilen. In den Apotheken sind zu diesem Zweck Tablettenteiler erhältlich (Kosten zwischen zwei und fünf Euro).

Bei der Dosierung von T4 gibt es die Möglichkeit, jeden 1. Tag z. B. eine 150-µg-Tablette und jeden 2. Tag eine 125-µg-Tablette einzunehmen. Langfristig ergibt sich hier ebenfalls eine Dosierung von 137,5 µg. Diese Angleichung der Dosis ist allerdings nur für T4 möglich und nicht für T3. T4 bleibt im Blut über Wochen wirksam, während T3 schon nach 19 Stunden zur Hälfte abgebaut ist. Präparate, die T3 enthalten, sollten Sie in konstanter täglicher Dosis einnehmen.

Probleme bei der hormonellen Einstellung

Die Einstellung der richtigen Dosis kann in einigen Fällen problematisch sein. Einige typische Probleme sind nachfolgend aufgeführt.

Anfängliche Überfunktionssymptome

Bei einer vorher länger bestehenden Unterfunktion wird die Behandlung meist mit einer niedrigen Hormondosierung begonnen. Weil der Körper sich mitunter an die vorher niedrigen Hormonmengen »gewöhnt« hat, kann es bei jeder Dosissteigerung anfänglich zu Überfunktionssymptomen kommen. Diese sollten nach ein paar Tagen bis zwei Wochen jedoch wieder abklingen. Die Dosis der Schilddrüsenhormone sollte dann langsam und in kleinen Schritten gesteigert werden. In einigen Fällen können bereits Steigerungen von 25 µg zu hoch sein. Dann sollte die Dosissteigerung in noch kleineren Schritten (z. B. 5 µg) versucht werden. Bei guter Verträglichkeit kann jedoch auch schneller gesteigert werden.

Anfängliche Unterfunktionssymptome

In seltenen Fällen kann es mit Beginn der Hormoneinnahme zu einer Verstärkung der Unterfunktionssymptome kommen. Mit ansteigender Hormondosis und allmählichem Erreichen der notwendigen Hormonersatzdosis verschwinden die Symptome.

Das erste Mal keine Angstzustände mehr – Sonja

Am Anfang der Thyroxineinstellung habe ich da erst mal so richtig erleben müssen, was es heißt, eine Unterfunktion zu haben. Vorher hatte ich außer Angstzuständen keinerlei Symptome. Ich bekam der Reihe nach Muskelschmerzen, Gelenkschmerzen, Depressionen, Muskelschwäche, Antriebslosigkeit, bleierne Müdigkeit, Kopfschmerzen, trockene und schuppende Haut, Herzrasen und -stolpern, Kribbeln in Händen und Füßen, eingeschlafene Hände in der Nacht und bestimmt noch einige Sachen, die ich jetzt vergessen habe. Ich gehöre zu denjenigen, die sehr stark auf Thyroxin anspringen und mit der Zeit kam ich dahinter, dass ich nur in ganz kleinen Schritten erhöhen kann, um nicht vom Stock zu fallen. Meistens kamen nach einer neuen Steigerung ein bis vier neue Symptome hinzu und ein bis vier alte Symptome verabschiedeten sich, oder es verstärkten sich auch die bestehenden Symptome für kurze Zeit.
Aber seit ca. zwei Wochen kann ich zunehmend eine Besserung aller Symptome verspüren. Und das, obwohl ich mit meinem TSH von 4,25 immer noch weit von einer guten Einstellung entfernt bin. Und jetzt kommt das schönste Erlebnis der letzten vier Monate: Ich hatte gestern den ersten Tag, an dem ich absolut keine Angstzustände hatte … nicht für 5 Minuten! Ich hatte in der letzten Zeit viele Hochs und noch mehr Tiefs, aber dieser eine Tag gestern hat mir wieder so viel Hoffnung gegeben, dass der Tag kommen wird an dem ich wieder »Ich« bin. ■

Verzögert einsetzende Unterfunktionssymptome

Viele Betroffene berichten, dass sich nach Beginn einer Hormontherapie die Symptome zunächst besserten, um dann nach einigen Wochen erneut aufzutreten. Eine Betroffene beschreibt ihre Probleme zu Beginn der Hormoneinstellung:

Erneute Beschwerden nach Beginn der Hormontherapie – Sonja

Seit ein paar Wochen ist Hashimoto bei mir bekannt. Nehme L-Thyroxin 50, meine Laune war prima, Muskelschmerzen verschwunden, fühlte mich einfach super! Seit zwei Tagen allerdings habe ich wieder Muskelschmerzen, meine Laune geht in den Keller, bin wieder müde. Fast wie vor der Einnahme der Hormone. Verstehe meine jetzigen Beschwerden überhaupt nicht. ■

Wenn sich bei Ihnen nach einer Steigerung und vorübergehenden Besserung erneut Müdigkeit, Konzentrationsschwäche, Gewichtszunahme und andere Unterfunktionssymptome einstellen, ist die Dosis noch nicht ausreichend. Die Dosis muss dann weiter in kleinen Schritten gesteigert werden, bis Sie sich wohlfühlen. Schnelles Steigern der Dosis ist nicht sinnvoll, da der Körper einige Zeit braucht, um sich an eine höhere Hormondosis zu gewöhnen. Warten Sie mit einer Steigerung mindestens zwei Wochen, besser vier bis sechs Wochen.

Haben Sie die richtige Dosis erreicht, treten keine Unter- oder Überfunktionssymptome mehr auf. Es ist wichtig, dass Sie sich für die Hormoneinstellung ausreichend Zeit nehmen. Es braucht nicht selten ein bis drei Monate, bis sich der Körper an eine neue Dosierung gewöhnt hat. Bitte haben Sie Geduld. Eine rasche Einstellung innerhalb weniger Tage kann nicht gelingen.

Umwandlungsstörung T4 zu T3

Bei einigen Erkrankten kann die Umwandlung von T4 in das wirksame Hormon T3 behindert sein. Hinweis für eine Umwandlungsstörung kann ein zu niedriges fT3 sein. Hierbei muss der fT3-Wert nicht immer unterhalb der Normwerte liegen. Auch ein relativ niedriges, aber noch im Normbereich liegendes fT3 bei relativ hohem, aber noch normalem fT4 kann ein Hinweis auf eine Umwandlungsstörung sein. Gelegentlich spiegelt sich die im Gewebe bestehende Umwandlungsstörung allerdings nicht in den Blutbefunden wider.

Symptome, die auf eine Umwandlungsstörung hinweisen können, sind Konzentrationsschwierigkeiten, depressive Verstimmung, Wassereinlagerungen, Muskelschmerzen und eine übermäßige Gewichtszunahme, trotz normaler Hormonspiegel in den Blutanalysen. Auch durch eine Dosissteigerung von T4 ist in diesen Fällen oft keine Besserung zu erzielen.

L-Thyroxin plus Selen

Zur Behandlung einer Umwandlungsstörung sollte zunächst ein Versuch mit L-Thyroxin plus 200 µg Selen unternommen werden. Die Umwandlung von T4 zu T3 kann nur gelingen, wenn im Körper ausreichend Selen vorhanden ist. Deutschland gilt als Selenmangelgebiet.

Insbesondere Vegetarier können einen Selenmangel entwickeln. Vielfach spüren Betroffene unter Zufuhr von Selen 200 μg täglich eine deutliche Besserung der Symptome.

Hormonersatz durch T3/T4

Wenn dauerhaft Konzentrationsschwierigkeiten, Müdigkeit, depressive Verstimmung und eine übermäßige Gewichtszunahme bestehen und auch durch T4 plus Selen keine Besserung zu erzielen ist, kann der Einsatz eines Kombinationspräparates T3/T4 sinnvoll sein. Die Konzentrationsfähigkeit kann sich bei zusätzlicher T3-Einnahme normalisieren. Die von vielen unverhältnismäßige Gewichtszunahme können sich unter zusätzlicher T3-Gabe zurückbilden und auch die depressive Verstimmung, Wassereinlagerungen und Muskelschmerzen können verschwinden.

Als Anhaltspunkt für die Dosierung von T3 kann gelten, dass die normale Schilddrüse T4 und T3 in einem Verhältnis von etwa 10 : 1 ausschüttet. In diesem Verhältnis werden auch die Hormone im Präparat Prothyrid® angeboten. Einige Hashimoto-Kranke kommen bei Einnahme von T3/T4-Präparaten jedoch besser mit einem Verhältnis von 10 : 2 zurecht, wie es z. B. im Präparat Novothyral® erhältlich ist oder durch Kombination von L-Thyroxin und Trijodthyronin erreicht werden kann. Auch bei der Einnahme von zusätzlichem T3 empfiehlt es sich, langsam mit einer kleinen Dosis zu beginnen (z. B. 5–10 μg). Eine zu hohe T3-Einstiegsdosis führt wegen möglicher Überfunktionssymptome fast immer zu einem Abbruch der T3/T4-Einnahme. Die bisher eingenommene L-Thyroxin-Dosis muss beim Wechsel auf ein T3/T4-Präparat meist angehoben werden.

Zu Beginn der Einnahme von T3/T4 können einige Tage Kopfschmerzen, vermehrtes Schwitzen und Herzklopfen auftreten. Diese Symptome sollten nach zwei bis drei Wochen verschwunden sein, wenn sich der Körper an das zusätzliche T3 gewöhnt hat.
In einigen Fällen wird T3/T4 nicht vertragen. Kopfschmerzen, schneller Puls und hoher Blutdruck können auftreten und zum Wechsel auf L-Thyroxin zwingen.

Manchmal ist das Splitten der Hormondosis in einen größeren Teil morgens (2/3) und einen kleineren Teil mittags (1/3) sinnvoll, um T3-Spitzen abzumildern. Da die Einnahme der gesamte Dosis morgens zu einer zeitlich begrenzten stärkeren T3-Erhöhung führen kann, wäre es günstig, wenn ein Medikament zur Verfügung stünde, das T3 entsprechend der gesunden Schilddrüse verzögert freisetztUnter Einnahme von T3/T4 sinkt das TSH typischerweise unterhalb des Normbereiches ab. fT3 und fT4 im Serum sollten immer im Normbereich liegen.

Werte normal – und trotzdem geht es nicht gut?

Normale Blutwerte sind noch keine Gewähr für Gesundheit und Wohlbefinden. Vergleicht man die Blutgefäße mit Autobahnen und die Organe mit Städten, so wäre es auch nicht immer möglich, allein von der Verkehrsdichte auf den Autobahnen (Konzentration der Hormone im Blut) direkt auf die Verkehrsdichte in den Städten (Konzentration im Gewebe) zu schließen. Die im Blut gemessenen Werte sind ein wichtiger, aber indirekter Anhaltspunkt für die Konzentration und Wirksamkeit der Hormone in den einzelnen Organen und Geweben. Ein Versuch, die für Sie individuell passende Dosis und das passende Medikament zu finden, sollte immer unternommen werden. Ihr Arzt kann Ihnen dabei helfen, zwischen Unter- und Überfunktionssymptomatik zu unterscheiden oder andere Erkrankungen als Ursache auszuschließen. Gemeinsam können Sie überlegen, welche Maßnahmen geeignet sind, damit eine optimale Hormoneinstellung gelingt. Ihr Befinden ist bei der Hormoneinstellung der wichtigste Anhaltspunkt.

Nebenwirkungen der hormonellen Therapie

Nebenwirkungen treten bei falscher Dosierung auf. In diesem Fall kann durch eine zu hohe Dosis eine künstliche Überfunktion erreicht werden, oder es kann durch eine zu niedrige Dosis eine Unterfunktion weiter bestehen bleiben. Bei richtigem Hormonersatz sind keine Nebenwirkungen der Therapie zu erwarten. Unverträglichkeiten gegenüber den Trägersubstanzen in den Hormontabletten sind sehr selten. In diesen Fällen sollten Sie versuchen, durch Wechseln auf ein anderes Präparat eine Besserung zu erreichen.

Die meist lebenslang notwendige Hormoneinnahme schadet nicht. Ein Verzicht auf fehlende Schilddrüsenhormone kann dagegen zahlreiche ernsthafte Folgen haben. Bei einer Unterfunktion der Schilddrüse ist die Einnahme von Hormonen unverzichtbar. Ähnlich wie viele Zuckerkranke auf die Regulierung des Blutzuckerspiegels durch Insulin angewiesen sind, muss bei einer Unterfunktion durch eine Hashimoto-Thyreoiditis das fehlende Schilddrüsenhormon ersetzt werden.

Die gesunde Schilddrüse passt sich unbemerkt an die wechselnde Höhe des Hormonbedarfs an (z. B. jahreszeitliche oder hormonelle Schwankungen). Gelegentliche leichte Änderungen der Hormonbedarfs sind bei Hashimoto-Kranken deshalb immer wieder möglich und bedeuten nicht zwangsläufig, dass sich die Krankheitsintensität verschlimmert hat.

Wie nehme ich Schilddrüsenhormone ein?

Nehmen Sie die Hormone morgens mindestens 30 Minuten vor dem Frühstück, also auf nüchternen Magen ein. Dann kann eine ausreichende Menge des Medikamentes vom Körper aufgenommen werden. Gleichzeitiges Vorhandensein von Nahrung im Magen behindert die Aufnahme von T3 und T4. Insbesondere Kalzium- oder Eisentabletten behindern die Aufnahme der Schilddrüsenhormone und sollten mit mindestens zweistündigem Abstand eingenommen werden. Sie können die Tabletten mit einem Glas Wasser einnehmen. Auch gegen Tee oder Kaffee gibt es keine Einwände. Einigen Hashimoto-Kranken geht es besser, wenn sie die Tabletten eine Stunde vor dem Frühstück nehmen. Dies muss im Einzelfall selbst herausgefunden werden. Kürzere Abstände zum Frühstück als 30 Minuten sind dagegen nicht empfehlenswert.

Schilddrüsenhormone sollten auf nüchternen Magen eine halbe Stunde vor dem Essen eingenommen werden.

Das Splitten der Gesamtdosis (morgens und mittags) ist wie im vorhergehenden Abschnitt beschrieben möglich. Die Einnahme sollte aber immer nüchtern erfolgen. Üblich ist die morgendliche Einnahme

der Schilddrüsenhormone. Bei abendlicher Einnahme können Schlafstörungen auftreten. Die gesunde Schilddrüse gibt den Hauptteil Ihrer Hormone tagsüber ab. Trotzdem vertragen einige Erkrankte die abendliche Einnahme problemlos.
Die Einnahme von T3-Präparaten fördert bei vielen Erkrankten jedoch nicht bei Allen die Schlafqualität.

Eine Betroffene schreibt:

Ein Gefühl wie welker Salat

Ich hatte mal eine Weile morgens sozusagen einen Blackout und habe die morgendliche Tabletteneinnahme generell wegen Hektik vergessen. In dieser Zeit nahm ich die Hormone abends ein – mit dem Erfolg, dass ich nachts topfit war und tagsüber rumhing wie welker Salat …

Mittlerweile habe ich das Problem ganz gut im Griff: Ich stehe einigermaßen rechtzeitig auf, nehme als allererstes die Tablette und schütte einen Kaffee hinterher. Danach bin ich so weit von den Toten auferstanden, dass ich in Ruhe duschen und mich richten kann. Anschließend packe ich gleich mein Zeug für die Arbeit zusammen, bereite mir die Brotzeit vor und kann dann noch eine Kleinigkeit frühstücken. So passt mir das ganz gut. ■

Von einigen Erkrankten wird die abendliche Einnahme von Thyroxin besser vertragen. Insbesondere bei morgendlich stark ausgeprägter Müdigkeit kann individuell probiert werden, einen Teil der Schilddrüsenhormondosis oder die gesamte Dosis abends einzunehmen. Wichtig ist, dass es Ihnen mit dem individuellen Einnahmezeitpunkt gut geht.

Woran merke ich, ob die Einstellung der Hormondosierung ausreichend ist?

Die richtige Einstellung der Hormonwerte kann im Blut festgestellt werden. fT3 und fT4 sollten dabei im Normbereich liegen und es sollten keine Beschwerden bestehen. TSH sollte unter Einnahme von L-Thyroxin optimalerweise kleiner als 1,0 mU/l liegen. Wesentlich sind dabei Ihre Symptome. Es sollten weder Überfunktions- noch Unterfunktionssymptome bestehen. Sie sollten sich gut fühlen. Erst wenn Ihre Werte im Normbereich liegen und Sie keine Über- oder Unterfunktionssymptome spüren, ist die Einstellung optimal.

Zur Überprüfung der Einstellung sollten regelmäßig fT3, fT4 und TSH kontrolliert werden. Die Bestimmung des TSH allein bietet nicht immer einen verlässlichen Anhaltspunkt für die Stoffwechsellage. Das TSH reagiert oft träge und ist deshalb kein absolut zuverlässiger Anhaltspunkt für die Stoffwechsellage. Zudem kann die Höhe des TSH-Spiegels im Blut offenbar in einigen Fällen auch direkt an der Hirnanhangsdrüse (Hypophyse) durch Antikörper beeinflusst werden. Zur vollständigen Beurteilung ist bei autoimmunen Schilddrüsenerkrankungen deshalb auch die Bestimmung der freien Hormone (fT3, fT4) notwendig.

Schilddrüsenhormone wirken nicht isoliert, sondern im Konzert mit anderen Hormonen, wie z. B. den Stresshormonen (Adrenalin, Noradrenalin) und den weiblichen und männlichen Sexualhormonen (Östradiol, Progesteron, Testosteron). Fehlendes Wohlbefinden ist oft nicht allein auf die gewählte Schilddrüsenhormondosis zurückzuführen. Auch auf ein Ungleichgewicht der übrigen Hormonsysteme ist zu achten. Fragen Sie bei Problemen einen Hormonspezialisten (Endokrinologen).

Einige andere Medikamente, wie z. B. Antidepressiva, Betablocker oder weibliche Hormone, können die Schilddrüsenwerte im Blut verändern. Wenn Sie solche Medikamente einnehmen, kann sich der Hormonspiegel im Blut ändern. Eine erneute Anpassung der Hormondosis ist dann manchmal erforderlich. Auskunft über mögliche Wechselwirkungen können Sie bei Ihrem Arzt erhalten. Außerdem können Sie im Beipackzettel der verordneten Medikamente Hinweise auf Wechselwirkungen mit Schilddrüsenhormonen finden.

Worauf muss ich achten, wenn ich zusätzliche Medikamente einnehme?

Die Einnahme einer Anti-Baby-Pille mit Ethiylestradiol erhöht der Hormonbedarf meist um ca. 25 µg L-Thyroxin. Beim Absetzen der Pille sinkt der Hormonbedarf entsprechend meist um 25 µg. Dieser Effekt tritt jedoch mit zeitlicher Verzögerung von bis zu drei Monaten auf. Dasselbe gilt für die Hormonersatztherapie mit weiblichen Hormonen in und nach den Wechseljahren.
Reine Progesteronpillen ändern den Schildrüsenhormonbedarf nicht. Einige Beta-Blocker vermindern die Verfügbarkeit von T3. Achten Sie bei der Einnahme oder beim Absetzen von anderen Medikamenten auf Wechselwirkungen, die Ihren Hormonbedarf ändern können.

Änderungen des Hormonbedarfs

Der Hormonbedarf kann sich in bestimmten Situationen ändern. Wenn Sie an Gewicht zunehmen, steigt auch der Hormonbedarf. Nehmen Sie ab, ist weniger Schilddrüsenhormon nötig. Je nach körperlicher Aktivität kann sich der Hormonbedarf ändern. Einige Betroffene bemerken jahreszeitliche Schwankungen des Hormonbedarfs. In der kälteren Jahreszeit wird dann mehr Hormon benötigt und in den wärmeren Monaten etwas weniger Hormon. Einige Medikamente verändern, wie oben beschrieben, die Menge der täglich erforderlichen Schilddrüsenhormone. Schwankungen der Estradiolspiegels ändern den Schilddrüsenhormonbedarf. Am Meer wird weniger Schilddrüsenhormon benötigt als im Binnenland.

Wie oft sollten die Schilddrüsenhormone bestimmt werden?

Wie oft die Hormone bestimmt werden sollten, hängt vom Einzelfall ab. Eine Bestimmung der Hormonwerte ist im akuten Krankheitsstadium alle vier Wochen sinnvoll. Kürzere Intervalle sind nicht zu empfehlen, denn die Schilddrüsenwerte ändern sich unter medikamentöser Behandlung nur langsam.
Sind Normalwerte der Hormone im Blut erreicht, können die Kontrollabstände vergrößert werden (alle sechs bis zwölf Monate). Bei stabiler Einstellung und Wohlbefinden ist eine Kontrolle pro Jahr ratsam. In Phasen der hormonellen Umstellung und bei zusätzlichen

Krankheiten müssen die Schilddrüsenwerte kurzfristiger kontrolliert werden. Zu den hormonellen Umstellungsphasen gehören Pubertät, Schwangerschaft und Wechseljahre.

Wichtig: Im Zweifelsfall ist es besser, die Schilddrüsenwerte zu oft bestimmen zu lassen als zu selten. Dieser Grundsatz soll jedoch nicht eine ungenügend begründete Blutentnahme rechtfertigen, sondern die Sensibilität für die weit verbreiteten, aber zu selten erkannten Schilddrüsenkrankheiten erhöhen.

Welche Einstellung ist günstig bei zusätzlicher Augenerkrankung?

Besteht bei Ihnen eine Beteiligung der Augen, eine endokrine Orbitopathie, so sollten Sie besonders darauf achten, dass der TSH-Wert keinesfalls über dem Normbereich liegt (> 2,5 mU/l, je nach Normbereich des betreffenden Labors). Erhöhte TSH-Werte als Ausdruck einer Schilddrüsenunterfunktion können die Augenkrankheit fördern. Niedrige TSH-Werte haben keinen negativen Einfluss auf die endokrine Orbitopathie, solange die Schilddrüsenhormone (fT3, fT4) im Blut normal sind. Eine Einstellung des TSH-Spiegels im unteren Normbereich < 1,0 mU/l sollte angestrebt werden.

Schilddrüsenhormontherapie in der Schwangerschaft

Die Hormonersatzbehandlung ist in der Schwangerschaft und beim Stillen problemlos möglich und notwendig. Zum Ausgleich einer bestehenden mütterlichen Unterfunktion ist sie eine unabdingbare Voraussetzung für die Gesundheit von Mutter und Kind.

Der Schilddrüsenhormonbedarf steigt in der Schwangerschaft um etwa 30–50 % an. Die Kontrolle der Werte fT3, fT4 und TSH ist alle vier Wochen notwendig. Je nach Symptomen und Hormonwerten muss die Hormondosis rechtzeitig angepasst werden. Eine Unterfunktion sollte nicht abgewartet werden. Eine enge Zusammenarbeit zwischen Gynäkologen und Endokrinologen ist die beste Voraussetzung für eine problemlose Schwangerschaft bei einer Frau mit einer Hashimoto-Thyreoiditis.

Behandlung der Schilddrüsenüberfunktion

Die bei Hashimoto anfänglich manchmal auftretende Überfunktion klingt normalerweise nach einigen Wochen von selbst ab. Schilddrüsenhemmende Medikamente (Thyreostatika) wirken nicht. Nur in bestimmten Situationen kann trotzdem ein Versuch mit Thyreostatika unternommen werden, insbesondere wenn TSH-Rezeptor-Antikörper vorliegen. Gegen Symptome der Überfunktion wie Herzrasen, innere Unruhe und Zittern können Betablocker wirksam sein.

Wenn im Verlauf oder über einen längeren Zeitraum der Hashimoto-Thyreoiditis immer wieder Überfunktionsphasen auftreten, muss eine autoimmune Schilddrüsenüberfunktion (Morbus Basedow) oder eine Mischform beider Krankheiten abgegrenzt werden.

Auch bei einer Hashimoto-Thyreoiditis mit schubweise auftretender stärkerer Entzündung der Schilddrüse kann es wiederholt zu kurzen Überfunktionsphasen kommen. Die Behandlung muss dann individuell angepasst werden. Oft wird die Schilddrüse nach einem Entzündungsschub etwas kleiner sein als vorher und die Hormondosis muss erhöht werden.

Antioxidanzien

Die Hashimoto-Thyreoiditis entsteht, wenn bei entsprechender genetischer Empfänglichkeit durch Stress, Infektion oder andere Faktoren das Immunsystem aus der Balance gerät. Gegen die eigene Schilddrüse gerichtete Immunzellen, die normalerweise unter der Kontrolle anderer Immunzellen stehen, geraten außer Kontrolle und können die eigene Schilddrüse angreifen. Die Folgen in der Schilddrüse machen sich durch eine stumme Entzündung oder eine Unterfunktion bemerkbar.

Forschungsarbeiten und Erkenntnisse der letzten Jahre zeigen, dass freie Radikale und oxidative Prozesse den Immunprozess in der Schilddrüse anheizen und für einen wesentlichen Teil der Symptome verantwortlich sind. Die kombinierte Zufuhr bestimmter Antioxidanzien ist geeignet, um die Schutzsysteme gegen Radikalschäden möglichst gut aufzubauen und die körpereigenen Verteidigungsmechanismen maximal zu unterstützen. Zu den wichtigsten antioxidativen Substanzen zählen Vitamine (C, E, B, Flavonoide), Extrakte aus Traubenschalen und buntem Gemüse, Selen, Alpha-Liponsäure, N-Acetyl-Cystein, Nicotinamid, Bioflavonoide und Omega-3-Fettsäuren (Lachsöl). Durch sinnvolle Kombination dieser zusammen wirkenden, natürlichen Substanzen können Entzündungsprozesse abgeschwächt und die gestörte Immunbalance wieder ins Lot gebracht werden.

Selen

Bei zahlreichen Entzündungsvorgängen wirkt Selen durch die Neutralisierung von freien Radikalen entzündungshemmend. Von einer deutlichen Unterversorgung mit Selen ist in Europa und insbesondere in Deutschland auszugehen. Menschen, die sich vegetarisch ernähren, neigen besonders zu einem Selenmangel. Beim Morbus Basedow und der Hashimoto-Thyreoiditis ist der Selenbedarf erhöht und die Selenspiegel im Blut sind meist auffällig niedrig. Ein Selenmangel in der Schilddrüse kann nicht ausreichend durch Messung der Selenspiegel im Blut nachgewiesen werden, da die Werte im Blut nicht repräsentativ für die Schilddrüse sind. Die Selenspiegel im Blut brauchen deshalb vor Beginn der Behandlung nicht unbedingt gemessen zu werden.

In der Schilddrüse wird bei der Bildung der Schilddrüsenhormone T4 und T3 als Nebenprodukt H_2O_2 gebildet. Damit H_2O_2 nicht schädigend wirkt, muss es durch das Enzym Glutathionperoxidase chemisch umgewandelt werden. Das Enzym Glutathionperoxidase ist in seiner Aktivität abhängig von der Anwesenheit von Selen. Bei einem zu geringen Selengehalt kann das Gewebe durch H_2O_2 geschädigt werden. T4 wird durch bestimmte Enzyme, die sogenannten Dejodasen, in das stoffwechselaktive T3 umgewandelt. Auch die Aktivität der Dejodasen ist abhängig von Selen. Bei einem zu geringen Selenangebot kann die Umwandlung des Vorhormons T4 in das wirksame Hormon T3 behindert werden.

Auch bei rheumatischen Erkrankungen, entzündlichen und infektiösen Krankheiten, Virusinfektionen und einigen Krebserkrankungen kann eine ausreichend hohe Seleneinnahme günstig sein. Eine Dosis von 200 µg Selen hat keine Nebenwirkungen und ist sinnvoll. Erst bei

Dosierungen über 1500–3000 µg Selen täglich über drei Wochen kann es zu Nebenwirkungen, wie Leberschäden, Grauverfärbung der Haare und Nagelverlust kommen.

In einer Studie der Münchner Universitätsklinik Innenstadt bewirkte die Einnahme von 200 µg Selen täglich eine Verbesserung der Beschwerden bei einer Hashimoto-Thyreoiditis. Wurden die Patienten mit dieser Dosis behandelt, sanken die TPO-Antikörper nach drei Monaten um 36 %. Bei Patienten mit anfänglich hohen Antikörperspiegeln wurde ein Rückgang der Antikörper um 40 % beobachtet. Das Allgemeinbefinden verbesserte sich in Bezug auf stärkere körperliche und seelische Belastbarkeit, Konzentrationsfähigkeit, Stimmung und teilweise auch auf Gelenkbeschwerden und Allergien. Einige Betroffene sprechen allerdings auf die Behandlung mit Selen nicht an. Ähnliche Ergebnisse lieferte kürzlich eine Studie der Universitätsklinik Athen.

Die Einnahme von 200 µg Selen täglich kann Patienten möglichst früh im Krankheitsverlauf empfohlen werden. Eine vorherige Bestimmung des Selenspiegels ist nicht unbedingt erforderlich.

Zink

Die Zufuhr von 20 mg Zink täglich hat sich ebenfalls bewährt. Die bei Hashimoto-Thyreoiditis oft höhere Infektanfälligkeit und das verminderte Allgemeinbefinden besserten sich unter Zinkeinnahme. Weitere wissenschaftliche Untersuchungen müssen noch abgewartet werden, deuten jedoch auf einen gesteigerten Zinkbedarf bei vielen Autoimmunkrankheiten hin. Die Einnahme von Zink 20 mg täglich kann aber schon jetzt empfohlen werden.

20 mg Zink täglich sind sinnvoll bei erhöhter Infektanfälligkeit und Autoimmunkrankheiten.

Operation

Eine operative Entfernung der Schilddrüse wurde bei einer Hashimoto-Thyreoiditis bisher nur empfohlen, wenn eine Größenzunahme oder der Verdacht auf bösartige Zellveränderungen dazu zwangen. Die Operation ist bisher keine etablierte Therapie. Bei besonders schweren Krankheitsverläufen, die anders nicht therapierbar sind, ist die Operation im Einzelfall überlegenswert.

Bei unklaren Schilddrüsenknoten mit Verdacht auf bösartige Veränderungen ist eine Schilddrüsenpunktion erforderlich. Wenn sich bei der Schilddrüsenpunktion bösartige Zellen finden, müssen die Schilddrüse und die dazugehörigen ableitenden Lymphknoten operativ entfernt werden.

Andere Therapiemöglichkeiten

Gibt es eine Heilung ohne Therapie?

Selten kann bei mildem Krankheitsverlauf auch eine Spontanheilung eintreten. Normalerweise wird die Erkrankung Sie aber zeitlebens begleiten. Auf eine spontane Heilung zu hoffen, ist nicht sehr aussichtsreich. Im Laufe des Lebens steigt bei Hashimoto meist der Hormonbedarf. Es sind also regelmäßige Kontrollen der Blutwerte erforderlich, um bei verändertem Hormonbedarf die Hormondosis anzupassen.

Versuche, die ergänzend eingenommenen Schilddrüsenhormone abzusetzen, um zu prüfen, ob die Schilddrüse auch allein genug Hormon produzieren kann, sollten nicht eigenständig unternommen werden und sind auch nur in seltenen Fällen ratsam. Üblicherweise hat der Körper noch Hormonreserven für vier bis sechs Wochen. Anschließend entwickelt sich dann ohne Hormoneinnahme eine Schilddrüsenunterfunktion mit allen nachteiligen Folgen.

Wenn bei mildem Krankheitsverlauf ohne wesentliche Symptome eine Therapie nicht gewünscht wird, sollte zumindest eine regelmäßige Kontrolle der Schilddrüsenwerte und der Schilddrüsengröße durchgeführt werden.

Gibt es eine Therapie mit »natürlichen« Medikamenten?

Eine alternative Behandlung der Hashimoto-Thyreoiditis hat sich bisher nicht als wirksam erwiesen. Unterstützend können Entspannungstechniken wirken. Kraniosakrale Therapie, eine besondere krankengymnastische Behandlung und Akupunktur können bei Muskelschmerzen und Muskelanspannung wirksam sein. Diese Behandlungen ersetzen aber keinesfalls die Hormoneinnahme.

Versuche einer alleinigen naturheilkundlichen Behandlung haben keine Erfolge gezeigt.

Die weiter oben beschriebene antioxidative Therapie ist eine auf natürlichen Substanzen beruhende Behandlungsmaßnahme, die unterstützend wirksam ist. Sie kann die Krankheit abschwächen und bei frühzeitigem Einsatz vielleicht sogar zum Stillstand bringen.

Homöopathische Behandlungen können allenfalls unterstützend angewendet werden. Eine alleinige homöopathische Behandlung ist nicht ausreichend. Das Quaddeln der Schilddrüse oder Einbringen von homöopathischen Mitteln oder Betäubungsmitteln ist wegen der Infektions- und Verletzungsgefahr und des Risikos einer Verstärkung der Immunreaktion nicht ratsam.

Natürliche Schilddrüsenhormone

Natürliche Schilddrüsenhormone vom Schwein oder Rind werden von einigen Betroffenen besser vertragen als die synthetischen Hormone. Schweineschilddrüsenhormone können in Deutschland durch individuelle Zubereitung in Apotheken hergestellt werden. Die über die internationale Apotheke beziehbaren natürlichen Hormone aus Amerika (Thyroid Hormon enthalten einen für Menschen eher hohen T3-Anteil und müssen deshalb häufig mit L-Thyroxin kombiniert werden. Die Hormone sind rezeptpflichtig.

Rinderschilddrüsenhormone werden in einigen europäischen Ländern rezeptfrei als Nahrungsergänzungsmittel verkauft.

Jod

Jod kann die Hashimoto-Thyreoiditis fördern und ist als Therapie nicht geeignet. Menschen mit einer Hashimoto-Thyreoiditis sollten jodhaltige Medikamente und stark jodhaltiges Röntgenkontrastmittel (z. B. bei einer Computertomografie) meiden. Geringe Mengen an Jod, wie sie üblicherweise in Nahrungsmitteln enthalten sind, sind dagegen unproblematisch. Kombinationen von Schilddrüsenhormonen und Jodid sind nicht sinnvoll, vielmehr sollten Schilddrüsenhormone ohne zusätzliches Jod eingesetzt werden.

Ernährungstipps

I

Immer wieder wird von Hashimoto-Betroffenen die Frage gestellt, inwieweit die Krankheit über die Ernährung beeinflussbar ist und welche Essensgewohnheiten bei Übergewicht am günstigsten sind.

Gibt es eine Hashimoto-Diät?

Eine Hashimoto Diät, die allen Erkrankten hilft gibt es nicht. Die Hashimoto Thyreoiditis ist keine Ernährungskrankheit sondern eine Krankheit die vom Immunsytem ausgeht. Es gibt verschiedene Dinge, die man bei der Ernährung beachten sollte. Ein Teil der Erkrankten profitiert von einer Glutenfreien Diät aber nicht alle. Der Verzicht auf Milchprodukte, Zucker, Fett und Kohlenhydrate und Gluten heilt die Erkrankung nicht. Auch vegane oder vegetarische Ernährung hat keinen Einfluss auf die Erkrankung. Einige Erkrankte können mit Low-Carb Diäten abnehmen, andere nicht. Es gibt viele unterschiedliche Menschen, die unterschiedliche Ernährungsweisen brauchen. Gewarnt wird vor der Orthorexie, dem krankhaften Drang sich richtig zu ernähren.

Ernähren Sie sich ausgewogen mit frischem Obst, Gemüse und wenig Fleisch.

Sich gemeinsam mit anderen Menschen an einen Tisch setzen zu können und zu essen ist ein hohes Gut.
Menschen mit Histaminintoleranz, Glutenintoleranz, Fructose- oder Lactoseintoleranz müssen selbstverständlich auf eine entsprechende Diät achten. Alle anderen können sich weitestgehend normal ernähren.

Sie sollten zusätzlich jodierte Nahrungsmittel vermeiden. Der in natürlichen Nahrungsmitteln vorhandene Jodgehalt ist unproblematisch. Lediglich stark jodhaltige Lebensmittel wie Meeresfrüchte, Seetang oder Salzwasseralgen sollten vermieden werden. Zum Salzen können Sie nicht jodiertes Speisesalz benutzen. Jodsalz wird zwar meist problemlos vertragen und ist in kleinen Mengen auch nicht schädlich. Jodsalz ist bei einer Hashimoto-Thyreoiditis allerdings auch nicht sinnvoll. Hinweise, ob ein Nahrungsmittel zusätzliches Jod enthält, finden sich auf den Lebensmitteletiketten. Salzwasserfisch enthält in der Regel viel Jod, deshalb ist es ratsam, ihn selten auf den Tisch zu bringen. Viele Erkrankte vertragen Seefisch dennoch problemlos. Sie sollten jedoch

nicht täglich größere Mengen Seefisch essen, da die Jodbelastung dann zu hoch werden könnte.
Eine spezielle Diät, um die Krankheit günstig zu beeinflussen, gibt es nicht. Förderlich für die Gesundheit ist eine ausgewogene Ernährung mit viel frischem Obst, Gemüse, Salat. Der Verzicht auf Fleisch ist nicht erforderlich. Wer sich vegan oder vegetarisch ernähren will, kann dies selbstverständlich tun. Auch auf Schokolade und Süßes müssen Sie nicht verzichten, solange sie nicht im Übermaß genossen werden. Gutes gesundheitsbewusstes Essen und Trinken ist ein Stück Lebensqualität, das Sie genießen können und dürfen.

Glutenfrei?

Zoeliakie

Bei einer Zoeliakie, einer entzündlichen Erkrankung des Dünndarms, darf kein Gluten gegessen werden, Es handelt sich um eine eigenständige Autoimmunerkrankung, die häufig zusammen mit einer Hashimoto Thyreoiditis auftritt. Im Blut finden sich dann spezifische Antiköper (Transglutaminaseantikörper und Endomysiumantikörper) welche die Erkrankung beweisen.

Glutensensitivität

Einige Hashimotoerkrankte vertragen Gluten nicht, auch wenn eine Zoeliakie nicht nachgewiesen werden kann. Man spricht von einer Glutensensitivität. Häufig bestehen Bauchschmerzen, Blähungen, Müdigkeit. Die Beschwerden verschwinden mit einer glutenfreien Diät-
Bei optimaler Hormoneinstellung der Schilddrüse und Beschwerden, die zu einer Glutensensitivität passen, ist ein Versuch mit glutenfreier Ernährung sinnvoll. Oft geht es den Erkrankten damit deutlich besser. Weitere Studien zu diesem Thema sind erforderlich.

Übergewicht

Übergewicht ist für viele Hashimoto-Kranke ein großes Problem. Einige Beiträge von Betroffenen zum Thema Übergewicht:

Kein einziger Hashimoto-Kranker hat Übergewicht?

Ich war heute zur Kontrolle beim Frauenarzt und er meinte gleich, dass ich abnehmen müsste. Ich erklärte ihm nochmals, dass ich doch Hashimoto habe … Er meinte darauf, dass er keinen einzigen Hashimoto-Kranken kenne, der Gewichtsprobleme hätte. Ich erzählte ihm, dass ich durchs Internet genug kennen würde, aber wie immer wird man nicht ernst genommen. Ich bin sehr enttäuscht und total unglücklich wegen meines Gewichtes. ■

Schokolade und Chips

Ich war heute zur Kontrolle beim Frauenarzt … ich bin 1,65 groß und wiege gerade mal zwischen 50 und 51 kg. Das ist schon immer mein Gewicht und hat sich mit Hashi und Hormonen überhaupt kein bisschen verändert. Ich kann essen wie ein Scheunendrescher und egal, ob es fett ist oder nicht, nehme ich nicht zu. Im Schreibtisch liegt bei mir auch die Schokolade rum und abends gibt es noch eine Tüte Chips. Wie gesagt, man muss nicht unbedingt, wenn man Hashi hat, Übergewicht bekommen. ■

60 kg Gewichtszunahme

Ich hab durch Hashi und den Rat diverser Ärzte, die immer gesagt haben: »Ihre Probleme haben nix mit Schilddrüse zu tun«, trotz Bewegung 60 kg zugenommen. Davon habe ich jetzt gute 10 kg wieder runter. Hätte ich so manches früher gewusst, wäre mir sicher einiges erspart geblieben. ■

Nur 800 Kalorien

Ich habe früher mit 49/50 kg genauso wenig gegessen wie heute und hatte eine Phase von 30 kg Zunahme in einem halben Jahr. Danach sogar noch mehr. Bei Diätphasen habe ich sogar nur 800 Kalorien am Tag geschafft, oft weniger – und ich habe trotzdem zugenommen. Um mich herum sehe ich die Schlanken essen. Aber in der Straßenbahn sagen die Leute zu mir: »Die Dicken gehören alle verbrannt.« ■

Ich bin wieder fit

Also, meine Theorie ist folgende: Wenn Hashi zu lange unentdeckt geblieben ist bzw. nicht ausreichend behandelt wurde, schläft der gesamte Stoffwechsel, auch der in den Muskeln etc., mehr oder weniger ein. Dann reicht es einfach nicht mehr aus, nur die Dosis zu erhöhen, dem Stoffwechsel muss auf die Sprünge geholfen werden, wie auch immer.

Bei mir hat's die Diät in Verbindung mit dem Sport wirklich gebracht; ich bin so froh, dass es mir so gut geht. Ich hab nach meinen beiden Schwangerschaften eine bessere Figur als vorher und schaff' es tatsächlich, mit zwei kleinen Kindern und großem Haushalt ca. 40 Stunden die Woche zu arbeiten. Ha, und ich vertrag wieder Alkohol. Es soll sich auch keiner auf den Schlips getreten fühlen, weil die Message lautet, Schweinehund überwinden und durch.

Ich kann mich noch gut an die Schmerzen erinnern und weiß noch, dass ich dachte, oh Hilfe, wie soll ich Sport machen, wenn ich nicht mal die Wäsche aufhängen kann … Mein Vorschlag wäre eben bloß, es zu versuchen, bei der einen oder anderen könnte es ja klappen; und es würde sich garantiert lohnen. ■

Niedriger Grundumsatz

Bei mir waren es in drei Jahren 10 kg. Ich habe davon wieder ca. 5 kg verloren. Als ich endlich meine Wohlfühldosis Thyroxin gefunden hatte, setzte bei mir Stillstand ein. Das Gewicht ging nicht mehr so stetig nach oben. Mein Grundumsatz ist auch heute noch sehr niedrig. Meine Kilos wurde ich los, indem ich meine Ernährung insoweit veränderte, dass ich keinerlei Diäten mehr mache, 5-mal am Tag esse, viel Wert auf Gemüse/Rohkost und Obst lege. Weiterhin bin ich in der glücklichen Lage, genügend Kraft und Energie für Sport zu haben.

Ich gehe ziemlich regelmäßig ins Fitnessstudio und bewege mich sehr viel an der frischen Luft. 2–3 Liter Mineralwasser ist für mich Pflicht. Alkohol trinke ich inzwischen schon fast gar nicht mehr. Ich habe meine Lebensgewohnheiten ziemlich geändert. Es erfordert Disziplin und auch schon mal Besinnung auf sich selbst. ■

Fit mit einer Blutzucker stabilisierenden Diät

Es ging mir auch ziemlich miserabel, obwohl laut den Ärzten meine Beschwerden und die Gewichtszunahme nichts mit Hashi zu tun haben konnten. Statt der empfohlenen 75 µg habe ich dann 100 µg genommen und außerdem eine den Blutzucker stabilisierende Diät angefangen. Meine Beschwerden sind fast komplett verschwunden und abgenommen habe ich auch. Die Diät soll den Stoffwechsel in Schwung bringen und ich glaube, das hat sie auch getan, ich fühle mich insgesamt wesentlich fitter und verspüre hin und wieder sogar unbremsbaren Tatendrang. Neulich bin ich dann allerdings in ein kleines schwarzes Loch gefallen, weil ich so zittrig und nervös wurde und meine Haare büschelweise ausgingen. Die Blutuntersuchung hat entgegen meinen Erwartungen keine Überfunktion ergeben, sondern dass ich einen erhöhten TSH-Wert sowie Eisenmangel habe. Jetzt darf ich also offiziell mehr Thyroxin nehmen und schlucke Eisenpräparate. Geht mir schon wieder besser, die Nervosität und das Zittern sind wieder verschwunden, außerdem passe ich wieder besser auf meinen Blutzucker auf. Eine Unterzuckerung macht sich durch Reizbarkeit, Konzentrationsschwäche, Schweißausbrüche, Verdauungsbeschwerden, Übelkeit etc. bemerkbar und anscheinend leiden viele von uns Hashis darunter. ■

Wie Sie an den Beiträgen erkennen, gibt es auch Hashimoto-Kranke, die keine Gewichtsprobleme haben, und andere, die mit einer Änderung der Ernährung abgenommen haben. Jeder Fall ist dabei individuell. Es gibt keine allgemein gültige Richtlinie, durch die bei jedem Hashimoto-Kranken das Abnehmen gelingt. Es gibt aber Konzepte, mit denen das Abnehmen eher erfolgreich sein kann. Unzweifelhaft ist, dass die Gefahr der unerwünschten Gewichtszunahme bei Hashimoto-Thyreoiditis größer ist als bei schilddrüsengesunden Menschen.

Für eine Gewichtsabnahme müssen Sie Zeit einplanen. Erwarten Sie nicht sofort große Erfolge. Für krankheitsbedingtes Übergewicht brauchen Sie sich nicht schämen. Sie haben es sich nicht ausgesucht. Lassen Sie sich durch Vorurteile anderer Menschen nicht verunsichern. Auch der Kontakt mit anderen Erkrankten kann hier weiterhelfen und Mut machen, eine dauerhafte Gewichtsabnahme zu erreichen.

Ursachen von Übergewicht

Durch die Schilddrüsenunterfunktion kommt es bei vielen Betroffenen zu einer unerwünschten Gewichtszunahme. Liegen die Schilddrüsenwerte durch eine angepasste hormonelle Therapie im Normbereich, ist es dennoch oft schwer, die während der Unterfunktion dazugekommenen Kilos wieder abzubauen. Zwar gibt es auch einige Erkrankte, die keine Gewichtsprobleme haben, aber nicht wenige neigen zu rascher Gewichtszunahme oder haben Übergewicht, das auch durch unterschiedliche Diäten wenig oder gar nicht zu beeinflussen ist.

Bei unangemessener Gewichtszunahme im Verhältnis zur Essensmenge sollten Sie zuerst an eine Schilddrüsenunterfunktion denken. In diesen Fällen müssen die Schilddrüsenhormone kontrolliert werden und eine Anpassung der Hormondosis oder eventuell der Wechsel auf ein Kombinationspräparat T3/T4 vorgenommen werden. Oft kann damit die übermäßige Gewichtszunahme zum Stillstand gebracht werden.

Nicht jede/r an Hashimoto -Thyreoiditis Erkrankte hat Gewichtsprobleme.

Einige Betroffene haben Gewichtsprobleme, die sich auch bei optimaler hormoneller Einstellung nicht bessern. Falls Sie zu diesen Betroffenen gehören, sollten Sie auch den Zuckerstoffwechsel (Blutzucker, Zuckerbelastungstest und Insulinspiegelbestimmung) von einem Facharzt untersuchen lassen. In einigen Fällen kann zusätzlich zur Hashimoto-Thyreoiditis eine Störung des Zuckerstoffwechsels (Insulinresistenz) auftreten, die ebenfalls zu einem erhöhten Gewicht führen kann. Diese Störung sollte frühzeitig behandelt werden, denn ein zu hohes Gewicht und insbesondere zu viel Bauchfett sind Risikofaktoren für eine später auftretende Zuckerkrankheit (Diabetes mellitus Typ II).

Eine andere mögliche Ursache für ein zu hohes Gewicht bei normaler Ernährung ist das sogenannte PCO-Syndrom (polyzystische Ovarien). Es handelt sich um eine Fehlregulierung der Hormonbildung in den Eierstöcken, die zu einer Insulinresistenz führen kann. Oft finden sich bei einer Ultraschalluntersuchung der Eierstöcke zahlreiche kleine, flüssigkeitsgefüllte Bläschen (Zysten) in den Eierstöcken sowie eine Vermehrung des Bindegewebes. Die männlichen Hormone und oft auch die Insulinspiegel im Blut sind erhöht. Dies führt zu Zyklusstörungen, unreiner Haut (Akne), Haarausfall, Ansatz zu Bartwuchs (Hirsutismus) und Gewichtszunahme. Auch diese Krankheit muss frühzeitig durch Stoffwechselregulierung behandelt werden. Weitere Informationen zu dieser Erkrankung finden Sie im Kapitel »Hormone«.

Welche Rolle neu entdeckte Hormone wie Leptin und Adiponectin in Bezug auf das Übergewicht spielen, kann zurzeit noch nicht abschließend beurteilt werden.

Wie soll ich mich ernähren?

Wie oben schon erwähnt, gibt es keine spezielle Hashimoto-Diät. Eine allgemein empfehlenswerte Ernährung bei Hashimoto-Thyreoiditis ist ballaststoffreich, reich an Obst und Gemüse, enthält wenig Zucker und wenig tierische Fette. Günstig wirken ungesättigte Fettsäuren, wie sie in Olivenöl und Rapsöl enthalten sind, und entzündungshemmende Omega-3-Fettsäuren, die in Fischölen vorkommen.

Tabelle 28: Ernährungsempfehlungen bei Hashimoto-Thyreoiditis und Übergewicht
Wenig Zucker (wenig Nahrung, die schnell und viel Insulin freisetzt)
Olivenöl, Rapsöl oder andere ungesättigte Fette
Omega-3-Fettsäuren
Viel frisches Obst und Gemüse

Was ist der glykämische Index?

Wenn Sie Hashimoto-krank sind und Übergewicht haben und/oder häufig an Unterzuckerungen leiden, ist die Beachtung des glykämischen Index empfehlenswert. Der glykämische Index (GI) ist eine Methode, um die Wirkung stärkehaltiger Lebensmittel auf den Blutzuckerspiegel zu beurteilen. Dabei sind Lebensmittel mit einem hohen

GI ungünstig für Hashimoto-Kranke mit Gewichtsproblemen. Lebensmittel, die zu einem hohen Blutzuckerspiegel und damit zu starkem Insulinbedarf führen, sind nicht empfehlenswert. Sie steigern bei langfristig erhöhten Zuckerspiegeln auch die Anfälligkeit für Infektionen. Das Risiko für eine spätere Zuckerkrankheit (Diabetes mellitus) wird erhöht.

GI-Definition: Der Blutzuckeranstieg durch Traubenzucker (Glukose) wurde gleich 100 gesetzt und ist der Maßstab für die Wirkung von Kohlenhydraten auf den Blutzuckerspiegel. Ein GI von 50 bedeutet, der Blutzuckeranstieg dieses Lebensmittels entspricht nur der Hälfte des Anstieges durch Glukose.

Nahrungsmittel mit hohem GI sind z. B. Haushaltszucker, Kartoffeln, gekochte Karotten, Weißbrot, Schokolade, Gebäck und Honig. Der Verzehr solcher Produkte führt zu einem schnellen Anstieg des Blutzuckers und des gegenregulierenden Hormons Insulin.

Lebensmittel mit niedrigem GI sind Hülsenfrüchte, Vollkornprodukte, Obst, Gemüse und Salate. Ihr Verzehr lässt den Blutzuckerspiegel langsamer ansteigen und ruft nur eine geringe Insulinausschüttung hervor. Je weniger Insulin bei einer Mahlzeit ausgeschüttet wird, desto günstiger ist es für den Stoffwechsel und desto leichter gelingt der Fettabbau im Körper. Besonders wünschenswert ist eine möglichst geringe Insulinausschüttung am Abend. Aus diesem Grund empfiehlt es sich beim Versuch der Gewichtsabnahme, möglichst oft abends nach 18 Uhr wenig zu essen und keinen Alkohol zu trinken (siehe Tabelle 29). Die Angaben in anderen Tabellen zum GI sind teilweise unterschiedlich, je nach Messverfahren.

Lebensmittel mit einem niedrigen GI sind zu bevorzugen.

Tabelle 29: Glykämischer Index (GI) unterschiedlicher Lebensmittel

Lebensmittel	GI
Weißer Reis	125
Gebackene Kartoffeln	121
Cornflakes	119
Honig	104
Glukose	100
Helles Brot	98
Haushaltszucker	92
Chips	90
Orangensaft	81
Bananen	75
Schokoladenriegel	70
Gebackene Bohnen	68
Rosinen	64
Spaghetti	58
Äpfel	51
Naturreis	50
Haferflocken	49
Weintrauben	45
Linsen	40
Orangen	40
Vollmilch	38
Bohnen	38
Fruchtzucker	33
Erbsen	33
Milchprodukte	30
Erdnüsse	20
Tomaten	< 15
Knoblauch	< 15

Reicht es, allein auf den glykämischen Index zu achten, um abzunehmen?

Nein, neben dem glykämischen Index sollte auch auf die Zusammenstellung und Menge der aufgenommenen Nahrung geachtet werden. Mehrere kleine Mahlzeiten halten den Blutzuckerspiegel konstanter als wenige große Mahlzeiten. Dies gilt allerdings nur, wenn bei den kleinen Mahlzeiten auf Lebensmittel mit hohem glykämischen Index verzichtet wird. Allein die Menge des Essens zu reduzieren, ist nicht hilfreich und führt bei vielen Hashimoto-Kranken mit Gewichtsproblemen nicht zu einem Gewichtsverlust.

Wichtige weitere Faktoren sind die Normalisierung aller hormonellen Achsen und vor allem sportliche Betätigung, die große Muskelgruppen beansprucht und die Ausdauer fördert. Sie müssen jedoch kein Leistungssportler werden. Dreimal pro Woche 30–45 Minuten Spazierengehen, Laufen, Walken, Joggen, Radfahren und Schwimmen sind sinnvolle körperliche Belastungen. Extreme sportliche Anstrengungen sind nicht hilfreich, können sogar negativ auf die Erkrankung wirken. Hier gilt es individuell festzustellen, was Ihnen gut tut und was für Sie möglich ist.

Sport allein wird das Gewicht nicht vermindern, wenn er nicht ergänzt wird durch eine Regulierung der Hormone und durch eine Umstellung der Ernährungsgewohnheiten.

Hormone regulieren, Ernährungsgewohnheiten umstellen und den Muskelaufbau gezielt fördern.

Nach stärkerer sportlicher Anstrengung sind Nahrungsmittel mit höherem GI durchaus sinnvoll. Stärkere Blutzuckerschwankungen führen zu einer vermehrten Umwandlung von Kohlenhydraten in Fett. Der Körper legt dann eine Notreserve an. Um dies zu vermeiden, ist es gut, den Blutzuckerspiegel möglichst konstant zu halten. Das bedeutet, nach sportlicher Belastung Lebensmittel mit mittlerem und hohem GI zu wählen und am besten auf mehrere kleine Mahlzeiten zu verteilen. Bei geringer körperlicher Belastung sollten Lebensmittel mit niedrigem GI gewählt werden.

Unterzuckerung

Eine Unterzuckerung (medizinisch: Hypoglykämie) liegt vor, wenn der Blutzuckerspiegel unter 50 mg/dl absinkt.

Wie äußert sich eine Unterzuckerung?

Eine Unterzuckerung kann sich durch folgende Symptome äußern:

Tabelle 30: Symptome bei Unterzuckerung
Zittern
Kopfschmerzen
Konzentrationsstörungen
Heißhunger
Schweißausbruch
Innere Unruhe

Sinkt der Blutzuckerspiegel stärker ab, können nachfolgende Symptome auftreten. Starke Symptome sind bei einer Hashimoto-Thyreoiditis selten.

Tabelle 31: Symptome bei starker Unterzuckerung
Wesensveränderung
Verwirrtheit
Aggressivität
Sprachstörungen
Bewusstlosigkeit

Wie wird eine Unterzuckerung ausgelöst?

Durch zu hohe Insulinmengen kann ein zu niedriger Blutzuckerspiegel ausgelöst werden. Wenn Sie z. B. Nahrungsmittel zu sich nehmen, die sehr zuckerhaltig sind, kann dies zu einer übermäßigen Insulinausschüttung führen. Insulin lässt den Blutzucker absinken. Zu viel Insulin führt durch ein Absinken des Blutzuckerspiegels zu einer Unterzuckerung. Diese Unterzuckerung kann auch noch mit einer Verzögerung von einigen Stunden auftreten. Gründe für eine Unterzuckerung sind in Tabelle 32 aufgeführt.

Tabelle 32: Gründe für eine Unterzuckerung

Grund	Erläuterung
Zu hohe Kohlenhydratzufuhr	Lebensmittel mit hohem GI führen zu einer Insulingegenregulation
Zu geringe Kohlenhydratzufuhr	selten der Fall
Auslassen oder Verspätung einer Mahlzeit	vor allem bei Diabetikern ein möglicher Grund
Intensive körperliche Belastungen	möglicherweise verzögertes Auftreten beachten
Alkohol	möglicherweise verzögertes Auftreten beachten
Durchfall oder Erbrechen	zu wenig Energie vorhanden
Überdosis blutzuckersenkender Medikamente	wie z. B. durch Insulin oder Tabletten bei Diabetikern

Was sollte ich bei einer Unterzuckerung essen?

Um den Blutzuckerspiegel schnell zu normalisieren, sollten Sie bei einer Unterzuckerung Traubenzucker oder Haushaltszucker essen oder Orangen-, Trauben- oder Apfelsaft trinken. Damit der Blutzuckerspiegel nicht nur kurz angehoben wird, sondern lange konstant bleibt, ist es dann ratsam, z.B. ein Brot oder Joghurt zu essen oder Milch zu trinken. Sprechen Sie mit Ihrem Arzt, wenn Sie unter Unterzuckerungen leiden. Er kann dann einen Blutzuckerbelastungstest und eine Bestimmung Ihres Insulinspiegels veranlassen.

Wirksamkeit von Diäten

Wenn Sie sich wegen Übergewichts entschließen, eine »Diät« mitzumachen, so sollten Sie darauf achten, dass »Diäten« nur dann langfristigen Erfolg zeigen, wenn die Essgewohnheiten dauerhaft umgestellt werden. Eine Diät, bei der Sie sich ständig zwingen müssen, die Regeln einzuhalten, wird langfristig wenig Erfolg zeigen. Es ist also nicht so, dass Übergewicht entsteht, weil Sie zu viel essen (wie oft unterstellt wird), sondern weil Sie das Falsche zur falschen Zeit essen. Ihr Stoffwechsel geht mit der Nahrung dann anders um als der Stoffwechsel bei gesunden Menschen. Wenn Sie diese Zusammenhänge beachten, ist eine erfolgreiche Gewichtsabnahme eher möglich. Eine Gewichtsabnahme ist bei Übergewicht und Bauchfettbildung dringend empfehlenswert. Übergewicht birgt ein hohes Risiko, später an Diabetes zu erkranken.

Eine langjährige Hashimoto-Patientin schreibt zu diesem Thema:

Fettarme Diäten wirken meist nicht

Übergewicht ist bei vielen Hashis ein Problem. Die meisten haben trotz zahlreicher Diäten und konsequentem FDH nix abgenommen. Ärzte glauben einem das oft nicht, dass man eben nicht frisst wie ein Scheunendrescher, sondern im Gegenteil, sehr diszipliniert und wenig isst. Der Schlüssel liegt bei Hashi häufig in einem fehlerhaften Zucker-/Insulinstoffwechsel, Kohlenhydrate werden oft direkt in Fettmasse angelegt, weswegen die Diäten, bei denen es rein um Fettreduktion geht und man alle Kohlehydrate essen darf, daneben gehen müssen. ■

Erfolge beim Abnehmen gibt es bei eiweißbetonten Diäten und bei Diäten die den glykämischen Index beachten. Dies kommt dem bei einigen Hashimoto-Kranken gestörten Kohlenhydratstoffwechsel entgegen.

Auch beim Intervallfasten können einige Erkrankte abnehmen. Es gibt aber wie bereits erwähnt nicht die eine Diät, die allein zum Erfolg führt.

Wenn Sie abnehmen möchten, ist es wichtig, Geduld und Ausdauer zu haben und motiviert zu bleiben. Bei einer Hashimoto-Thyreoiditis ist die Gewichtsabnahme häufig schwieriger als bei gesunden Menschen. Ein allmählicher Abbau überschüssiger Kilos durch langfristige Änderung von Essgewohnheiten und körperlicher Aktivität ist aussichtsreicher, als durch eine strenge Diät schnell abzunehmen, um dann erneut zuzunehmen.

Bitte beachten Sie: Bei Gewichtsabnahme kann sich der Schilddrüsenhormonbedarf ändern. Die Hormondosis muss dann erneut angepasst werden.

Untergewicht bei Hashimoto-Thyreoiditis

Eine kleine Gruppe von Hashimoto-Erkrankten leidet trotz Schilddrüsenunterfunktion unter Untergewicht. Trotz regelmäßigem Essen kann kein Gewicht zugenommen werden. Zusätzliche Autoimmunkrankheiten müssen hier ausgeschlossen werden. Nach verbesserter Einstellung der Schilddrüsenhormone ist oft eine Normalisierung des Gewichts möglich.

Alkohol, Zigaretten und Kaffee

Einige Hashimoto-Kranke stellen im Verlauf der Krankheit eine Alkoholunverträglichkeit fest. Der Abbau von Alkohol erfolgt über die Leber. Auch die Leber kann durch die Krankheit beeinträchtigt sein, sodass der reguläre Abbau des Alkohols nicht mehr im vollen Umfang gelingt. Geringe Mengen an Alkohol sind jedoch bei milden Krankheitsverläufen unproblematisch.

Rauchen fördert die Krankheit, besonders die mögliche Augenbeteiligung.

Über die Beteiligung der Leber an der Erkrankung ist nicht viel bekannt. Einige Patienten zeigen leicht erhöhte Leberwerte. Eine Normalisierung der Leberwerte ist im Krankheitsverlauf möglich. Es sollte aber bei Leberwerterhöhungen immer auch eine autoimmune Lebererkrankung oder eine Fettleber ausgeschlossen werden. Eine Überweisung zu einem spezialisierten Internisten ist dann notwendig.

Nach einer neueren Studie kann sich dagegen moderater Alkoholgenuss günstig auf die Hashimoto Thyreoiditis auswirken. Bei guter Verträglichkeit ist also gegen ein Glas Wein oder ein Bier am Abend nichts einzuwenden, Alkoholfreies Bier kann dagegen die nicht alkoholische Fettleber (NASH) offenbar günstig beeinflussen

Rauchen vermindert die Durchblutung der Schilddrüse. Bei einer entzündlich veränderten, verstärkt durchbluteten Schilddrüse kann Rauchen die Aktivität der Hashimoto Thyreoiditis vermindern. Für den restlichen Körper ist dagegen Rauchen bekanntermaßen schädlich und kann zu Lungenkrebs und anderen Problemen führen. Bei diesem Dilemma empfehle ich meinen Patienten mit starken Hashimotobeschwerden zunächst moderat weiter zu rauchen. Wenn die Symptome durch eine optimale Hormoneinstellung gebessert oder verschwunden sind können Sie versuchen mit dem Rauchen ganz aufzuhören.

Rauchen wirkt ungünstig auf die bei einer Hashimoto-Thyreoiditis seltenen Augenerkrankung (endokrine Orbitopathie). Sie kann durch Rauchen gefördert werden. Eine schon bestehende Augenerkrankung wird verschlimmert. Hinzu kommt, dass die Therapiemaßnahmen bei Rauchern häufig wenig wirksam sind..Bei Augenbeteiligung wird deshalb dringend empfohlen, nicht zu rauchen.

Einige Erkrankte berichten, dass Sie mit Beginn der Erkrankung keinen Kaffee mehr vertragen und mit Herzrasen und Unruhe reagieren. Wer dagegen Kaffee verträgt kann weiterhin Kaffee trinken dun muss sich nicht einschränken.

Sexualhormone und Schilddrüsenhormone

J

Bei autoimmunen Erkrankungen der Schilddrüse können begleitend auch Störungen der männlichen und weiblichen Sexualhormone auftreten. Um das Entstehen von Folgekrankheiten zu vermeiden, sollte immer auch auf Veränderungen der Sexualhormone geachtet werden.

Weibliche Hormone und Schilddrüsenhormone

Die Eierstöcke produzieren die wichtigsten weiblichen Hormone, Östrogene und Progesteron. Wie die Schilddrüse sind die Eierstöcke von übergeordneten Schaltstellen im Gehirn abhängig. Diese Schaltstellen sind vergleichbar mit den Schaltstellen der Schilddrüse. Die Eierstöcke werden ebenso wie die Schilddrüse von bestimmten Regionen des Gehirns, dem Hypothalamus und der Hypophyse gesteuert. Über die Produktion der Hormone LH (luteinisierendes Hormon) und FSH (follikelstimulierendes Hormon) regt die Hypophyse die Eierstöcke zur Bildung der weiblichen Hormone an.

Bestehen über längere Zeit Fehlregulationen in der Achse Hypothalamus-Hypophyse-Schilddrüse, so kommt es häufig auch zu Fehlregulationen der Achse Hypothalamus-Hypophyse-Eierstöcke. Manchmal können sich diese Störungen verselbstständigen, sodass nach Wiederherstellung einer normalen Stoffwechsellage der Schilddrüse die Eierstöcke nicht zu ihrer normalen Funktion zurückkehren. Darüber hinaus tritt die Hashimoto-Thyreoiditis häufig im Alter von 45–55 Jahren auf. Dieser Zeitraum entspricht den Wechseljahren der Frau. Beschwerden durch die Hashimoto-Thyreoiditis müssen deshalb von den Symptomen der Wechseljahre abgegrenzt werden, da sich die Behandlungsmethoden unterscheiden.

Hormonstörungen betreffen meist das Gleichgewicht der weiblichen Hormone (Östradiol, Progesteron) sowie die Balance zwischen weiblichen und männlichen Hormonen (DHEA, Androstendion, Testosteron). Der normale Zyklus der Frau bis zu den Wechseljahren findet in einem etwa 28 Tage dauernden Rhythmus statt. Die einzelnen weiblichen Hormone haben dabei in Abhängigkeit vom Zyklustag unterschiedliche Konzentrationen. Besteht der Verdacht auf eine Störung der weiblichen Hormone, so sollten folgende Hormone durch den

Frauenarzt bestimmt werden: Über eine Bestimmung von Östradiol, Progesteron, Testosteron, Androstendion, DHEA und Prolaktin kann eine Störung der weiblichen und männlichen Hormone aufgedeckt werden. Je nach Symptomen kann im Einzelfall auch die Bestimmung von LH/FSH und SHBG sinnvoll sein.

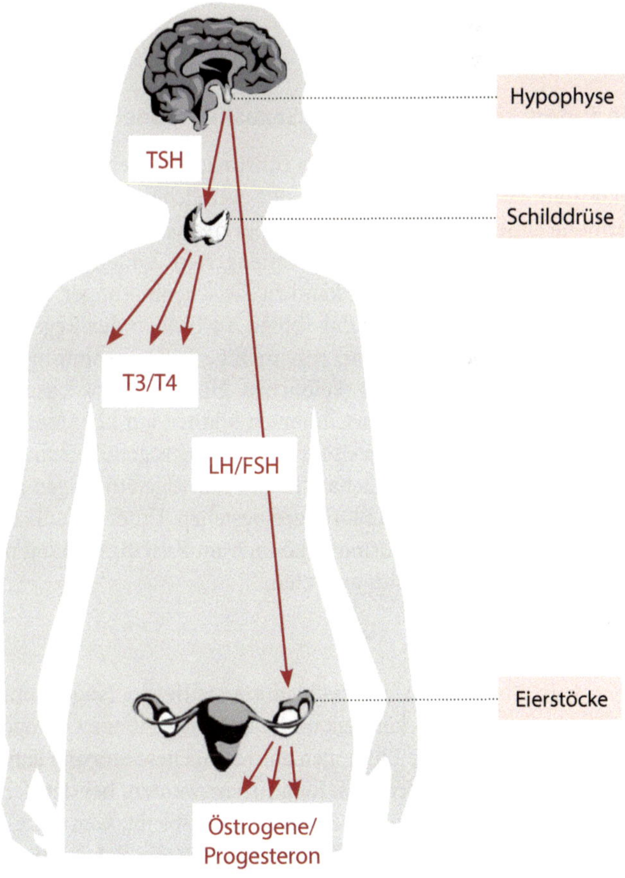

Abbildung 9: Regulation der Hormonbildung von Schilddrüse und Eierstöcken.

Tabelle 33: Sexualhormone	
Östradiol	Progesteron
Prolaktin	Testosteron
Androstendion	DHEA
SHBG (sexualhormon-bindendes Globulin)	LH/ FSH

Wie äußern sich Störungen der Sexualhormone?

Die gestörte Schilddrüsenfunktion führt häufig zu einer Störung der weiblichen Hormone. Störungen der weiblichen und männlichen Hormone äußern sich überwiegend, aber nicht ausschließlich, in Störungen der Regelblutung. Neben verlängerten Zyklen können auch verkürzte Zyklen auftreten. Es kann zu Zwischenblutungen oder Dauerblutungen kommen. Auch das völlige Ausbleiben der Regelblutung ist möglich. Andererseits sind regelmäßige Periodenblutungen kein Beweis für einen normalen weiblichen Hormonstoffwechsel. Auch Brustspannungen oder Brustschmerzen können auf hormonelle Probleme hinweisen, beispielsweise auf einen Östrogenüberschuss bzw. einen Progesteronmangel. Behandlungsbedürftige Störungen können also auch bei regelmäßigen Blutungen bestehen. Unterschiedliche Störungen der weiblichen Hormone können im Zusammenhang mit einer Hashimoto-Thyreoiditis auftreten.

Progesteronmangel

Wenn kein Eisprung in der Zyklusmitte stattfindet (sogenannte anovulatorische Zyklen), können unter überwiegendem Östrogeneinfluss trotzdem zyklische Blutungen auftreten. Diese Störung kann z. B. anhand einer Temperaturkurve identifiziert werden, bei der der übliche Temperaturanstieg in der Zyklusmitte ausbleibt. Genauere Informationen zum Führen einer Temperaturkurve erhalten Sie bei Ihrem Frauenarzt.

Um einen Progesteronmangel festzustellen, können Sie statt der Temperaturmessung auch direkt den Progesteronspiegel im Blut in der zweiten Zyklushälfte kontrollieren lassen. Der beste Zeitpunkt hierfür liegt einige Tage nach dem erwarteten Eisprung zwischen 17. und 21. Zyklustag. Das Überwiegen des Östrogeneinflusses bei Progesteronmangel kann unbehandelt Ursache eines unerfüllten Kinderwunsches sein. Langfristig kann sich ein jahrelang überwiegender Östrogeneinfluss (Östrogendominanz) nachteilig auswirken, Beschwerden hervorrufen und die Entstehung von Gebärmutterkrebs und Eierstockkrebs begünstigen.

Östradiol- und Progesteronmangel

Verminderungen sowohl von Progesteron als auch Östradiol durch das gestörte Gleichgewicht der Schilddrüsenhormone kommen nicht selten vor. Es können bei Mangel beider Hormone Beschwerden entstehen, die sonst typischerweise erst in den Wechseljahren auftreten. Hierzu zählen Gelenkschmerzen, Hitzewallungen, trockene Haut, Schlafstörungen, Herzrhythmusstörungen, Stimmungsschwankungen und Knochenschwund (Osteoporose). Eine Behandlung durch Ersatz der fehlenden Hormone sollte Ihr Frauenarzt oder Endokrinologe individuell empfehlen.

Sehr selten kann bei Autoimmunkrankheiten der Schilddrüse zusätzlich eine Autoimmunkrankheit der Eierstöcke auftreten. Hierbei werden Antikörper gegen die Eierstöcke gebildet. Die Behandlung besteht im Hormonersatz von Östradiol und Gestagenen. Die Therapie bei bestehendem Kinderwunsch ist schwierig und muss von einem Spezialisten vorgenommen werden. Ein vorzeitiges Einsetzen der Wechseljahre ist im Verbund mit anderen autoimmunen Erkrankungen möglich, zum Glück aber sehr selten.

Prolaktinerhöhung

Im Rahmen einer Schilddrüsenunterfunktion kann es auch zu einer Prolaktinerhöhung kommen. Prolaktin ist ein Hormon, das unter anderem die Milchbildung anregt, aber auch bei nicht stillenden

Frauen und bei Männern normalerweise im Körper vorhanden ist. Erhöhte Prolaktinspiegel können bei der Frau den Zyklus stören und den Eintritt einer Schwangerschaft verhindern. Stark erhöhte Prolaktinspiegel können Milchfluss verursachen. Bei leichter Erhöhung des Prolaktinspiegels ist dies nicht zu erwarten. Andere Ursachen für eine Prolaktinerhöhung, wie z. B. die Einnahme bestimmter Medikamente, sind möglich und sollten vor einer Behandlung von Ihrem Arzt ausgeschlossen werden.

Bei dauerhaft erhöhtem Prolaktinspiegel und Symptomen ist eine Behandlung erforderlich. Eine geringe Erhöhung braucht meist nicht behandelt werden, sofern keine Beschwerden auftreten. Zur Absenkung des Prolaktinspiegels stehen Prolaktin hemmende Medikamente zur Verfügung. Oft bessert sich eine Prolaktinerhöhung aufgrund einer Schilddrüsenunterfunktion nach Normalisierung der Schilddrüsenhormonspiegel. Auch das nachfolgend beschriebene PCO-Syndrom kann zu einer leichten Prolaktinerhöhung führen.

PCO-Syndrom

Die Bildung männlicher Hormone wird entsprechend den weiblichen Hormonen von den übergeordneten Schaltzentralen im Hypothalamus und in der Hypophyse gesteuert. Bei der gesunden Frau findet eine Produktion von männlichen Hormonen in den Nebennieren statt. Die Eierstöcke produzieren normalerweise nur geringe Mengen männlicher Hormone.

Sind die Androgene erhöht, kann dies Ausdruck eines sogenannten PCO-Syndroms (Syndrom der polyzystischen Ovarien) sein, das durch Übergewicht, männlichen Behaarungstyp, Zyklusstörungen und Akne gekennzeichnet ist. In den Eierstöcken werden dann vermehrt Androgene gebildet und der normale weibliche Zyklus kann nicht in üblicher Weise ablaufen. Eine genetische Anlage ist für das PCO-Syndrom erforderlich.

Das PCO-Syndrom erfordert eine besondere Behandlung und sollte durch einen endokrinologisch erfahrenen Arzt behandelt werden. Eine enge Zusammenarbeit von Endokrinologen und Frauenärzten ist erforderlich. Andere Ursachen für eine Erhöhung der Androgene sind möglich und müssen ausgeschlossen werden. Bei typischen Symptomen wie z. B. Blutungsstörungen oder ausbleibender Regel, Akne, Übergewicht, männlichem Behaarungstyp und Brustspannen sollte ein endokrinologisch erfahrener Frauenarzt oder ein Endokrinologe aufgesucht werden.

Wie kommt es zu einem PCO-Syndrom bei einer Hashimoto-Thyreoiditis? Im nachfolgenden Abschnitt wird die Entstehung des PCO-Syndroms erklärt. Dies ist allerdings nur eine Möglichkeit der Entwicklung eines PCO-Syndroms. Auch auf anderem Wege kann ein PCO-Syndrom in Gang gesetzt werden. Das PCO-Syndrom kommt auch bei sonst gesunden Frauen vor.

Insulinresistenz, erhöhte Androgene und Entstehung des PCO-Syndroms

Einige Hashimoto-Patienten leiden an einer Insulinresistenz. Hier sind die Körperzellen für Insulin weniger empfindlich als üblich. Insulin ist normalerweise für die Aufnahme von Zucker in die Körperzelle und die Umwandlung von Zucker in Glykogen zuständig. Fehlt Insulin, steigt der Zuckerspiegel im Blut mit allen nachteiligen Folgen. Reagieren die Zellen nicht ausreichend auf Insulin, steigert der Körper zum Ausgleich den Insulinspiegel. Auch Männer können von einer Insulinresistenz betroffen sein.

Eine Insulinresistenz kann erhöhte männliche Hormone verursachen.

Um eine Insulinresistenz zu erkennen, muss der Blutzuckergehalt vor und während eines Blutzuckerbelastungstests gemessen (oraler Glukosetoleranztest = oGTT) und der Insulinspiegel bestimmt werden. Der Blutzuckerbelastungstest kann dabei noch normale Werte zeigen, trotzdem kann der Insulinspiegel bereits erhöht sein. Zu hohe Insulinspiegel sind Zeichen einer Insulinresistenz. Dieses Krankheitsbild wird auch als »metabolisches Syndrom« bezeichnet. Ein metabolisches Syndrom kann in einen Diabetes mellitus Typ II übergehen und sollte deshalb frühzeitig erkannt und behandelt werden. Bei Hinweisen auf eine Insulinresistenz sollte Ihr Arzt einen Blutzuckerbelastungstest und eine Bestimmung des Insulinspiegels veranlassen. Der

Blutzuckerbelastungstest allein reicht nicht aus. Hohe Insulinspiegel können bei Frauen vor den Wechseljahren unbehandelt zu einer vermehrten Bildung von männlichen Hormonen in den Eierstöcken führen. Es ist auch aus diesem Grund wichtig, eine Insulinresistenz frühzeitig zu erkennen und zu behandeln.

Die Behandlung der Insulinresistenz besteht aus einer Gewichtsreduktion und – wenn erforderlich – einer medikamentösen Behandlung. Das Essen sollte möglichst wenig Nahrungsmittel enthalten, die eine erhöhte Insulinausschüttung zur Folge haben. Entscheidend für den Erfolg der Behandlung ist es, vorhandenes Übergewicht und Bauchfettgewebe abzubauen. Dies kann bei einer Hashimoto-Thyreoiditis mühsam sein. Zusätzlich können Medikamente eingenommen werden, die den Insulinspiegel senken und die Ansprechbarkeit der Zellen auf Insulin günstig beeinflussen.

Bei Frauen mit einer Insulinresistenz müssen nicht zwangsläufig die männlichen Hormone erhöht sein. Die Insulinresistenz ist eine Stoffwechselstörung, die genetisch bedingt ist, und bei Übergewicht besonders leicht zum Ausbruch kommen kann. Die Stoffwechselstörung tritt auch unabhängig von einer Hashimoto-Thyreoiditis auf und kann bei ungünstigem Lebensstil in der Wohlstandsgesellschaft leichter in Gang gesetzt werden.

Erhöhte Androgenspiegel können zusammen mit einer Insulinresistenz und einer Hashimoto-Thyreoiditis auftreten. Andere Ursachen einer Androgenerhöhung müssen davon abgegrenzt werden.

Ist eine Behandlung notwendig?

Bestehen typische Beschwerden und weichen die Hormone (LH, FSH, Androstendion, Progesteron, Östradiol, Testosteron, SHBG) von den Normalwerten ab, ist eine Behandlung notwendig und aussichtsreich. Langfristig können Hormonstörungen zu einer verminderten hormonellen Ansprechbarkeit führen, die bei Kinderwunsch Schwierigkeiten verursacht. Der unbalancierte Hormoneinfluss kann sich negativ auf die weiblichen Sexualorgane, Gelenke, Haut, Herz-Kreislauf-System und Knochen auswirken. Bei Vorliegen von Schilddrüsenfunktionsstörungen trägt die Regulierung der Schilddrüsenwerte oft zu einer Normalisierung der weiblichen Hormone bei. Dies kann jedoch Wochen bis Monate in Anspruch nehmen. Ob zwischenzeitlich eine Behandlung mit weiblichen Hormonen erforderlich ist, muss individuell je nach Ausprägung der Hormonstörung überlegt werden. Störungen im Hormonsystem können sich auch verselbstständigen und bilden sich nach Normalisierung der Schilddrüsenhormone nicht immer von allein zurück. In diesen Fällen ist ein Hormonausgleich unverzichtbar.

Die durch Veränderungen im weiblichen Hormonhaushalt hervorgerufenen Beschwerden lassen sich oft nur schwer von den Beschwerden durch die Schilddrüsenerkrankung trennen. Um in diesen Fällen Sicherheit zu bekommen, ist eine Bestimmung der weiblichen Hormone im Blut notwendig. Besteht bei einer Autoimmunerkrankung der Schilddrüse der Verdacht auf eine Störung der weiblichen Hormone, empfiehlt es sich, eine Bestimmung der Hormone sowie einen Ultraschall von Eierstöcken und Gebärmutter durch Ihren Frauenarzt durchführen zu lassen.

Störungen der weiblichen und männlichen Hormone müssen behandelt werden.

Die Behandlung ist in den verschiedenen Lebensabschnitten und Lebenssituationen der Frau unterschiedlich. Ziel der Behandlung ist der Ausgleich nicht ausreichend verfügbarer Hormone. Zurzeit existieren keine offiziellen ärztlichen Richtlinien für die Behandlung von Frauen mit autoimmunen Schilddrüsenstörungen und Problemen des weiblichen Hormonhaushaltes. Zukünftig wären längerfristige Untersuchungen und Verlaufsbeobachtungen der weiblichen und männlichen Hormone bei Frauen mit Autoimmunkrankheiten der Schilddrüse wünschenswert.

Welche Behandlung ist erforderlich, wenn kein Kinderwunsch besteht?

Bei Frauen zwischen Pubertät und Wechseljahren kann durch eine Hashimoto-Thyreoiditis mit Schilddrüsenunterfunktion ein Ungleichgewicht und eine Verminderung der weiblichen Hormone hervorgerufen werden. Hier gilt es, den Schilddrüsenhormonmangel auszugleichen. Bei leichteren Zyklusstörungen, Brustspannen und Stimmungsschwankungen vor der Regel (prämenstruelles Syndrom) und leicht erhöhtem Prolaktinspiegel kann eine Behandlung mit pflanzlichem Mönchspfeffer (Agnus castus) wirksam sein. Sind die Störungen der weiblichen Hormone stark ausgeprägt, reicht es nicht, abzuwarten, bis die Schilddrüsenwerte normalisiert sind. Um eine ausreichende und gleichmäßige Hormonwirkung zu erzielen, sollten dem Körper Östradiol und Progesteron zugeführt werden. Bei einer ausreichenden, von außen zugeführten Menge von Östradiol und Gestagen werden die Eierstöcke bei der Hormonbildung entlastet. Die Fehlfunktion der Eierstöcke wird durch den medikamentösen Ersatz ausgeglichen. Je nach Art der Störung kann dies vorübergehend oder dauerhaft notwendig sein.

Auch wenn kein Kinderwunsch besteht, sollte eine Störung des weiblichen Hormonhaushaltes behandelt werden. Die Behandlung kann in diesen Fällen z. B. mit einer Antibaby-Pille, die synthetisches Östradiol und Gestagen enthält, erfolgen. Am günstigsten scheinen hier Präparate zu sein, bei denen jede Pille die gleiche Hormondosis enthält (Einphasenpräparate). Auch wenn keine Verhütung erwünscht ist, kann eine Antibabypille eingenommen werden oder eine Östrogen-Gestagen-Kombination aus dem Bereich der Wechseljahrespräparate gewählt werden. Wenn die eigene Östrogen-Produktion ausreichend ist, sollte bei fehlendem oder zu niedrigem Progesteronspiegel Progesteron als Kapsel oder Gel zugeführt werden. Bei einem Überschuss an männlichen Hormonen können Antiandrogene, also gegen männliche Hormone gerichtete Substanzen, zum Einsatz kommen. Die Behandlung sollte je nach individueller Situation in Absprache mit einem endokrinologisch erfahrenen Arzt erfolgen.

Welche Behandlung ist erforderlich, wenn Kinderwunsch besteht?

Das Ziel der Behandlung ist die Wiederherstellung normaler Hormonverhältnisse an Schilddrüse und Eierstöcken. Solange Ihre Schilddrüsenwerte nicht im Normbereich liegen, sollten keine medikamentösen Versuche zur Auslösung des Eisprungs unternommen werden.

Bei unerfülltem Kinderwunsch trotz normalisierter Hormonlage kann eine gezielte hormonelle Auslösung des Eisprungs versucht werden. Die Behandlung sollte durch erfahrene gynäkologische Endokrinologen in spezialisierten Zentren erfolgen. Zu Nebenwirkungen der Behandlung durch eine hormonelle Sterilitätsbehandlung bei Frauen mit autoimmunen Schilddrüsenerkrankungen liegen bisher keine statistischen Zahlen oder Erfahrungen vor. Notwendige Voraussetzung für eine unproblematische Schwangerschaft ist ein optimal eingestellter Schilddrüsenhormonspiegel. Das PCO-Syndrom kann heute mit verschiedenen Medikamenten behandelt werden. Bei Kinderwunsch und PCO-Syndrom stehen unterschiedliche Therapiealternativen zur Verfügung.

Wie lange sollte eine Behandlung durchgeführt werden?

Die Behandlung mit weiblichen Hormonen sollte mindestens bis zur Wiederherstellung einer normalen Schilddrüsenstoffwechsellage fortgeführt werden. Bei ausgeprägten Störungen des weiblichen Hormonhaushaltes, besonders bei einem PCO-Syndrom, sollte die Therapie bis zu einem möglichen Kinderwunsch fortgesetzt werden, da das unbehandelte PCO-Syndrom zu Rückfällen neigt. Sie sollten möglichst ein Ungleichgewicht Ihrer weiblichen und männlichen Hormone vermeiden, da dies die Hashimoto-Thyreoiditis ungünstig beeinflussen kann. Bei Bedarf kann die Therapie bis zu den Wechseljahren und darüber hinaus fortgeführt werden.

Welche Behandlung ist in den Wechseljahren erforderlich?

In den Wechseljahren treten auch bei schilddrüsengesunden Frauen zahlreiche Veränderungen durch die abnehmenden Konzentrationen der weiblichen Hormone und der Bindungseiweiße im Blut auf. Es ist bekannt, dass Autoimmunkrankheiten in Phasen der hormonellen Umstellung häufiger beginnen. Auch Hashimoto tritt oft mit Beginn der Wechseljahre auf. Das bei einer bereits bestehenden Hashimoto-Thyreoiditis »angeschlagene« Gleichgewicht der Hormone kommt durch eine Dysbalance oder einen Mangel der weiblichen Hormone zusätzlich in Gefahr. Die Krankheit kann sich verschlimmern.

Bei Vorliegen einer Autoimmunkrankheit der Schilddrüse ist ein Ausgleich der weiblichen Hormone zur Unterdrückung der Krankheitsaktivität vermutlich günstig. Hierbei ist zu beachten, dass Östradiol immunaktivierende Eigenschaften hat und damit eine Hashimoto-Thyreoiditis fördern kann. Zusammen mit Progesteron hat Östradiol aber überwiegend immununterdrückende Eigenschaften, was günstig auf die immunologische Aktivität der Hashimoto-Thyreoiditis wirkt.

Vor allem die günstige Wirkung von Progesteron ist bei Autoimmunkrankheiten der Schilddrüse hervorzuheben. Progesteron unterdrückt übermäßige Immunreaktionen. Progesteron kann deshalb auch bei Frauen mit einer Hashimoto-Thyreoiditis, die keine Gebärmutter mehr haben und deshalb häufig nur Östradiol erhalten, nutzbringend eingesetzt werden. Ob eine Behandlung mit Wechseljahreshormonen sinnvoll ist, muss im Einzelfall unter Berücksichtigung der Symptome und möglicher Gründe, die gegen eine Hormontherapie sprechen können, entschieden werden.

Hormone, die über die Haut aufgenommen werden, mittels Pflaster oder Gel, sind dabei zu bevorzugen, da die Aufnahme durch die Haut direkt ins Blut erfolgt. Die Leber wird dabei kaum belastet und es sind niedrigere Hormonkonzentrationen ausreichend als bei Tabletten, die über den Magen aufgenommen werden.

Wird mit dem Ersatz der weiblichen Hormone begonnen, so sollten Sie deren Wirksamkeit erst nach einer Anwendungsdauer von zwei bis drei Monaten beurteilen. Wie auch bei Veränderungen der Schilddrüsenhormone braucht der Körper mehrere Wochen, bis er sich auf ein neues Hormongleichgewicht eingestellt hat. Weibliche Hormone, auch bei medikamentöser Zufuhr von außen, erhöhen den Bedarf an Schilddrüsenhormonen. Durch die weiblichen Hormone wird die Menge der Bindungsproteine vermehrt und dadurch werden mehr Schilddrüsenhormone gebunden. Gebundene Hormone sind inaktiv. Dies bedeutet, dass Sie Ihre Hormondosis erhöhen müssen, wenn nach den Wechseljahren weibliche Hormone zugeführt werden, um ausreichend aktives Hormon zur Verfügung zu haben. Erlischt altersbedingt die körpereigene Hormonproduktion von Östradiol und

Progesteron und werden keine Wechseljahreshormone ersetzt, so sinkt der Bedarf an Schilddrüsenhormonen. Es kann dann sein, dass Sie Ihre Hormondosis reduzieren müssen.

Männer mit Hashimoto-Thyreoiditis

Die männlichen Hormone werden in den Hoden und in den Nebennieren gebildet. Störungen des Schilddrüsenstoffwechsels können zu Störungen der Produktion der männlichen Hormone führen. Männer mit einer Hashimoto-Thyreoiditis sollten deshalb bei unklaren Beschwerden auch ihre männlichen Hormone (Testosteron, SHBG, DHEAS) bestimmen lassen. Zu niedrige Hormonspiegel können durch Zufuhr von männlichen Hormonen ausgeglichen werden. Hier bieten sich Hormonpflaster oder Hormongele an, bei denen das Hormon direkt durch die Haut aufgenommen wird. Bei der Aufnahme durch die Haut wird der Weg über den Magen und die Leber vermieden. Bei der Aufnahme als Tablette müssen teilweise erheblich höhere Dosierungen eingenommen werden, damit nach der Verstoffwechselung durch die Leber ausreichende Hormonspiegel im Blut erreicht werden. Die Zufuhr als Tablette über den Mund hat zahlreiche Nachteile, die durch die Zufuhr über die Haut vermieden werden.

Auch die männlichen Hormone können ungünstig beeinflusst werden.

Männliche Hormone haben einen günstigen, dämpfenden Einfluss auf zahlreiche Autoimmunkrankheiten. Der Einsatz von männlichen Hormonen oder deren Vorstufe DHEA wird zurzeit in klinischen Studien untersucht. Hier zeichnet sich eventuell eine weitere Möglichkeit zur Beeinflussung der gestörten Immunbalance bei Menschen mit autoimmunen Schilddrüsenkrankheiten ab.

Ein metabolisches Syndrom (Insulinresistenz) kann auch bei Männern auftreten. Bei Übergewicht oder Gewichtszunahme trotz gut eingestellter Schilddrüsenhormone sollte ein Blutzuckerbelastungstest mit Bestimmung des Blutzucker- und Insulinspiegels erfolgen. Männer mit Übergewicht und vermehrtem Bauchfett haben ein hohes Risiko für spätere Komplikationen (Herzinfarkt, Schlaganfall, Diabetes). Ein rechtzeitiges Gegensteuern mit ärztlicher Hilfe ist geboten.

Hashimoto-Thyreoiditis und Schwangerschaft

K

Wenn Ihre Schilddrüsenhormone im Normbereich liegen, sind die Aussichten auf eine normale Schwangerschaft und Entbindung günstig. Die Fehlgeburtsrate ist bei Frauen mit einer Hashimoto-Thyreoiditis leicht erhöht. Eine neuere Untersuchung gibt ein 3,5-fach erhöhtes Risiko im Vergleich zu gesunden Frauen an. In dieser Untersuchung hatten Frauen mit höherem, aber noch normalem TSH ein etwas höheres Risiko für eine Fehlgeburt. Ein niedrig normales TSH ist daher bei der Planung einer Schwangerschaft empfehlenswert. Zusätzlich können für die leicht erhöhte Fehlgeburtsrate auch immunologische Faktoren verantwortlich sein, die heute noch nicht genauer geklärt sind. Spezifische Fehlbildungen oder eine erhöhte Fehlbildungsrate bei Neugeborenen von Müttern mit einer Hashimoto-Thyreoiditis sind nicht bekannt.

Die Chancen für eine normale Schwangerschaft und ein gesundes Kind sind gut.

Bei wiederholten Fehlgeburten sollte ein endokrinologisch erfahrener Frauenarzt aufgesucht werden. In diesen Fällen sollten außerdem spezielle Antikörper (Anti-Phospholipid-Antikörper) bestimmt werden. Diese Erkrankung tritt gelegentlich gemeinsam mit einer Hashimoto-Thyreoiditis auf und führt zu einer höheren Rate an Fehlgeburten und bei der Mutter zu einer häufigeren Bildung von Blutgerinnseln in den Venen (Thrombose). Eine Behandlung mit niedrig dosierter Acetylsalicylsäure und Kortison ermöglicht dann oft eine normale Schwangerschaft.

Bei einigen Frauen finden sich erhöhte Natural Killerzellen im Serum. Hier ist eine Behandlung mit Cortison bei einem spezialisierten Arzt sinnvoll und wirksam,

Was muss ich beachten, wenn ich eine Schwangerschaft plane?

Die Schilddrüsenwerte (fT3, fT4, TSH) sollten im Normalbereich liegen. Zu hohe oder zu niedrige Werte stören den weiblichen Zyklus und damit das Heranreifen und Einnisten einer Eizelle. Die Chancen, schwanger zu werden, steigen, wenn die Schilddrüsenwerte optimal eingestellt sind.

Der TSH-Wert sollte nach Möglichkeit zwischen < 1,0 mU/l eingestellt werden. Niedrigere TSH-Spiegel unter einem Hormonersatz mit T3/T4 schaden dem Baby nicht, solange fT3 und fT4 im Normbereich liegen.

Erhöhte Prolaktinwerte (Milchbildungshormon) oder Androgene (männliche Hormone) können den Eintritt einer Schwangerschaft behindern.

Schwangere mit einer Hashimoto-Thyreoiditis sollten von einem erfahrenen Endokrinologen mitbetreut werden. Ist eine Schwangerschaft eingetreten, sollten die Hormonspiegel in regelmäßigen Abständen kontrolliert werden.

In den meisten Fällen kommt es in der Schwangerschaft nicht zu größeren Problemen, sondern im Gegenteil zu einer Besserung der Symptomatik. Grund dafür ist die Abnahme der Immunabwehr während einer Schwangerschaft. Nach der Geburt kann dagegen die Hashimoto-Thyreoiditis durch die wieder stärkere körpereigene Immunabwehr erneut aktiviert werden.

Welche Laborwerte sind in der Schwangerschaft wichtig?

fT3, fT4, TSH

Die mütterlichen Schilddrüsenwerte sollten mehrmals im Verlauf der Schwangerschaft bestimmt werden. Eine Kontrolle alle zwei Wochen bis zur 12. Schwangerschaftswoche und dann alle vier bis sechs Wochen ist empfehlenswert. Bei Abweichungen vom Normalwert können alle zwei Wochen Kontrollen erforderlich sein.

Bei Frauen, die Schilddrüsenhormone einnehmen müssen, steigt der Bedarf an Schilddrüsenhormon in der Schwangerschaft kontinuierlich an Hier muss schrittweise die Schilddrüsenhormondosis erhöht werden, sodass die freien Schilddrüsenhormone im Normbereich bleiben. Es sollte nicht gewartet werden, bis eine Unterfunktion eintritt, sondern bereits vorher eine Erhöhung der Hormondosis veranlasst werden. Eine erste Erhöhung der Dosis um 25 µg L-Thyroxin ist meist mit Feststellung der Schwangerschaft notwendig. Individuell sind Zeitpunkt und Höhe der Dosissteigerung jedoch unterschiedlich.

Antikörper

Die Schilddrüsenantikörper können über den Mutterkuchen übertragen werden, verursachen aber nach bisherigen Erkenntnissen keine kindlichen Fehlbildungen oder Störungen. Nach einer neueren Untersuchung können bei 10 % der Neugeborenen positive TPO-Antikörper nachgewiesen werden, die von der Mutter übertragen wurden. Im Laufe der Schwangerschaft sinken vormals erhöhte Antikörperspiegel oft in den Normalbereich. Nach der Geburt können die Antikörper bei der Mutter erneut ansteigen. Siehe dazu auch das Kapitel „Antikörper".

Tabelle 34: Laborwerte Schwangerschaft und Geburt

Kinderwunsch	Optimale Hormoneinstellung: TSH < 1 mU/l, fT4 im oberen Normbereich (ggf. leicht darüber bei reiner Thyroxineinnahme). Bei zusätzlicher Einnahme von T3 sollte der fT4-Spiegel im Normbereich liegen.
Schwangerschaft	Laborkontrolle TSH, fT3, fT4 alle 4 Wochen. Optimale Hormoneinstellung: TSH < 1 mU/l, fT4 im oberen Normbereich.
Geburt	Senken der Thyroxindosis um 25 µg Thyroxin. Erste Kontrolle TSH, fT3, fT4 nach 2 Wochen.
Nach Geburt	Für 6 Monate Laborkontrolle TSH, fT3, fT4 alle 4 Wochen. Optimale Hormoneinstellung: TSH < 1 mU/l, fT4 im oberen Normbereich. Wegen des allmählich absinkenden Thyroxinbedarfs und häufigeren Hashimotoschüben in den ersten sechs Monaten nach Geburt sind die Laborkontrollen wichtig und sollten trotz vermehrter Beanspruchung durch das Baby unbedingt eingehalten werden. Stillen erhöht den Thyroxinbedarf. Abstillen vermindert den Thyroxinbedarf.

Wie wirkt sich die Krankheit auf das Kind aus?

Eine anhaltende unbehandelte mütterliche Schilddrüsenunterfunktion führt zu verminderter Intelligenz und Entwicklungsstörungen des Kindes, die im weiteren Leben kaum ausgeglichen werden können. Bei mütterlicher Überfunktion kann es zu Fehlgeburten und schweren Entwicklungsstörungen kommen. Leichte mütterliche Schilddrüsenstörungen können dagegen oft durch Enzyme im Mutterkuchen so ausgeglichen werden, dass für das ungeborene Kind eine normale Hormonlage aufrechterhalten werden kann. Starke mütterliche Hormonprobleme können dagegen nicht ausgeglichen werden. Liegen die mütterlichen Schilddrüsenhormone im Normbereich, sind die Voraussetzungen für eine problemlose Schwangerschaft und eine normale Entwicklung des Kindes sehr günstig.

Welche Medikamente darf ich in der Schwangerschaft einnehmen?

Schilddrüsenhormone

Präparate: L-Thyroxin T4, Trijodthyronin T3

Die Einnahme von Schilddrüsenhormonen in erforderlicher Dosierung zum Ausgleich einer Unterfunktion der Mutter ist für das noch nicht geborene Kind nicht nur ungefährlich, sondern geradezu lebensnotwendig. Schilddrüsenhormone werden nur in minimaler Menge über den Mutterkuchen auf das Kind übertragen. Eine optimale Schilddrüsenfunktion ist die beste Voraussetzung für die normale Entwicklung des heranwachsenden Kindes.

Jod

Präparate: Kaliumjodid, Natriumjodid

Liegt eine Schilddrüsenüberfunktion vor, muss auf Jod verzichtet werden. In der Schwangerschaft ist eine ausgewogene Ernährungempfehlenswert. Ob eine Jodeinnahme bei Frauen mit einer Hashimoto-Thyreoiditis in der Schwangerschaft sinnvoll ist, wird unterschiedlich beurteilt. Jod allein verschlimmert die Hashimoto Thyreoiditis. Jod und

Selen sollen nach neuesten Studien die Hashimoto Thyreoiditis nicht verstärken, Selen fördert bei Frauen mit Übergewicht jedoch die Entstehung von Diabetes.

Ist die Krankheit erblich?

Die Kinder von Vätern und Müttern mit einer Hashimoto-Thyreoiditis erkranken im Laufe ihres Lebens häufig auch daran. Eine vorgeburtliche Untersuchung auf die Krankheitsanlage ist nicht möglich. Bei Frauen mit mehreren Autoimmunerkrankungen liegt das Risiko, die Krankheit zu vererben, offenbar noch höher. Genaue Studien zu diesem Thema gibt es derzeit nicht.

Darf ich stillen?

Durch das Stillen werden keine wesentlichen Antikörpermengen übertragen. Lediglich die Vormilch, die eine Mutter in der ersten Lebenswoche des Kindes bildet, enthält Antikörper. Können beim Neugeborenen erhöhte Antikörperspiegel gefunden werden, so wurden diese bereits in der Schwangerschaft übertragen.

Wurden Antikörper während der Schwangerschaft übertragen, so sind diese Antikörper für das Kind fremde Antikörper. Sie werden innerhalb des ersten Lebensjahres abgebaut. Die Hashimoto-Thyreoiditis ist durch eine Übertragung von Antikörpern nicht ansteckend. Sie verursachen beim Kind keine chronische Hashimoto-Thyreoiditis. Mütter mit Hashimoto-Thyreoiditis können bedenkenlos stillen.

Hormoneinstellung nach der Geburt

Mit Geburt muss die Schilddrüsenhormondosis meist um 25 µg reduziert werden, 10–14 Tage nach Geburt ist eine erneute Kontrolle der Schilddrüsenhormone erforderlich. Da der Hormonbedarf dann durch verschiedene Faktoren nach Geburt nicht stabil ist sollten für eine halbes Jahr vier wöchentliche Wertekontrollen erfolgen.

Folgende Faktoren ändern den Schilddrüsenhormonbedarf nach Geburt:

- Sinkende Östradiolspiegel senken den Schilddrüsenhormonbedarf
- Stillen erhöht den Schilddrüsenhormonbedarf
- Abstillen senkt den Schilddrüsenhormonbedarf
- Gewichtsabnahme oder Zunahme nach Geburt ändert den Schilddrüsenhormonbedarf

Ein halbes Jahr nach Geburt hat sich der Schilddrüsenhormonbedarf meist stabilisiert und die Kontrollabstände können wieder verlängert werden. Mit der Muttermilch werden keine Schilddrüsenhormone übertragen.

Hashimoto-Thyreoiditis bei Kindern

L

Auch Kinder können an einer Hashimoto-Thyreoiditis erkranken. Wenn Vater oder Mutter oder Geschwister an einer Hashimoto-Thyreoiditis oder anderen Autoimmunstörungen erkrankt sind, sollten Sie an die Möglichkeit einer Erkrankung bei Ihrem Kind denken. Ihr Kind muss aber nicht zwangsläufig erkranken. Bei auffälligen Symptomen sollten Sie mit Ihrem Kind einen Schilddrüsenspezialisten aufsuchen. Der einmalige Nachweis fehlender Antikörper und normaler Schilddrüsenhormone ist dabei nur eine Momentaufnahme. Es ist möglich, dass Ihr Kind zu einem späteren Zeitpunkt eine Hashimoto-Thyreoiditis entwickelt. In diesem Fall ist es sinnvoll, die Werte erneut bestimmen zu lassen, wenn verdächtige Symptome auftreten. Während der Pubertät kommt die Erkrankung durch die Hormonumstellung häufiger zum Ausbruch.

Ist Ihr Kind erkrankt, so sind bei der hormonellen Einstellung regelmäßige Kontrollen der Schilddrüsenhormone erforderlich, da sich die benötigte Hormonmenge im Rahmen des kindlichen Wachstums rasch ändern kann.

Ein Vater berichtet:

Unsere Tochter wollte nichts mehr essen

Sabrina stellte, als sie 8 Jahre alt war, plötzlich das Essen ein. Egal, was es zu essen gab, sie hatte einfach keinen Hunger. Natürlich ist es normal, dass ein Kind mal keinen Appetit hat, aber wenn das über Wochen so geht, sollte man ja mal mit einem Arzt darüber sprechen. Schon mehr als ein halbes Jahr zuvor hatte sich die Lehrerin über Sabrinas Unkonzentriertheit beklagt. Trotzdem war sie aber eine gute Schülerin. Wir litten schon lange unter ihrer Launenhaftigkeit. Häufig hatte sie Durchfälle. Manchmal mit einer grünlichen Verfärbung. Also gingen wir zu unserem Hausarzt und sprachen mit ihm darüber. Der Arzt dachte an Zöliakie und ordnete eine Blutuntersuchung an. Da die aber keinen auffälligen Befund ergab, sah er eigentlich keinen weiteren Handlungsbedarf. Zu den Blutuntersuchungen gehörten aber auch die Schilddrüsenparameter.

Da ich selbst an der Hashimoto-Thyreoiditis erkrankt bin und in unserer Familie Schilddrüsenerkrankungen gehäuft aufzutreten scheinen, haben wir uns aber selbst mit dem Thema Schilddrüse beschäftigt und wussten daher, dass die Normwerte wohl etwas zu weit gefasst sind.

Deshalb waren wir der Meinung, ein TSH-Wert von 3,65 µU/ml sollte weitere Untersuchungen nach sich ziehen und bestanden auf einer Überweisung zu einem Nuklearmediziner.

Während des **Anamnesegespräches** hatten wir das Gefühl, der Nuklearmediziner denkt: »Wieder einmal überbesorgte Eltern, die im Internet irgendein Halbwissen dubioser Herkunft gelesen haben«. Aber da wir schon mal da waren, hat er dann doch eine Ultraschalluntersuchung durchgeführt. Und war so erschrocken, dass ihm vor Staunen der Mund offen stehen blieb. Als er sich von der Überraschung erholt hatte, sagte er nur ein Wort: »Hashimoto«. Im Bericht an unsern Hausarzt stand später:

Schilddrüsensonografie: SD-Volumen mit 5,0 ml im Normbereich (Altersnorm 7,5 ml, Körperoberflächennorm 7,1 ml nach WHO 75 von 1997). Hochgradig regressiv verändertes, teils echoreiches, teils echoarmes Parenchym und prominente intraglanduläre Septen. Beidseits insbesondere an der Dorsalseite der SD gelegen finden sich multiple, echoärmere, teils rand- und zentral kalzifizierte adenomatöse und zystisch degenerierte Knoten bis 7 mm Durchmesser. Das Parenchym weist deutliche prominente intraglanduläre Septen auf.

Beurteilung: Bei der 8 ½-jährigen Patientin zeigt sich sonographisch eine erhebliche Pathologie im Sinne einer entzündlichen Erkrankung der Schilddrüse. Die oben genannten knotigen Strukturen sind dabei fraglich geschwollene und entzündete Segmente der Schilddrüse, müssen jedoch zunächst als Knoten aufgefasst werden und im Verlauf aufmerksam beobachtet werden.

Im weiteren Gespräch meinte der Nuklearmediziner dann noch, dass es zum jetzigen Zeitpunkt gut sein kann, dass sich die Veränderungen, die ja im Ultraschall deutlich sichtbar waren, durch die Gabe von Schilddrüsenhormonen zurückbilden. In ungefähr zwei Jahren wäre vermutlich die Schilddrüsenerkrankung auch durch pathologische Blutwerte nachzuweisen gewesen. Aber dann wäre eine Operation der Schilddrüse unumgänglich gewesen.

Seit der Diagnosestellung ist jetzt ein Jahr vergangen. Sabrina hat wieder Appetit und die Stimmungsschwankungen sind auf ein, für ein lebhaftes Kind, normales Maß zurückgegangen. Die Medikation ist in dem vergangenen Jahr einige Male angepasst worden. Zunächst wurde einschleichend mit 50 µg T4 begonnen. Bei einer der nächsten Kontrolluntersuchungen wurden dann auch die Antikörper bestimmt. Hier ergab sich aber ein unklares Bild. Die Antikörper waren zwar vorhanden, aber unterhalb des Wertes, ab dem von einer Erkrankung ausgegangen wird.

Auf dem Laborbericht stand:

TPO Thyroid-Peroxydase-Antikörper	IA 33,8 IU/ml (< 60)
TSH-Rezeptor-Antikörper	IA < 2,5 mE/ml (9–14 fraglich; > 14 pos.)

Bewertung: Kein Anhalt für das Vorliegen einer Autoimmunerkrankung der Schilddrüse durch diese Antikörper.

Die Kontrolluntersuchungen zeigten aber, dass eine weitere Steigerung der Hormondosis notwendig war. Der Versuch, die Dosis schleichend bis auf 100 µg zu erhöhen, ließ jedoch den fT3-Wert so absinken, dass auch T3 in Tablettenform gegeben werden musste. Seit ca. einem halben Jahr bekommt sie deshalb 56,75 µg T4 und 11,25 µg T3. Damit fühlt sie sich wohl.

Uns machten natürlich die knotigen Veränderungen Sorgen. Aber auch hier konnte die letzte Kontrolluntersuchung etwas beruhigen:

Schilddrüsensonografie: SD-Volumen mit 4,5 ml wenig verändert gegenüber 8/02 4,0 ml (Altersnorm 8,0 ml, Körperoberflächennorm 7,1 ml nach WHO 75 von 1997). Unverändert finden sich bereits erheblich regressive und potenziell postentzündliche Strukturveränderungen und beidseits insbesondere rechts kaudal echoärmere und zystadenomatöse, teils mikrokalzifizierte adenomatöse Knötchen bis 5 mm Größe (Vorbefund 6 mm), die weiterhin anzahlmäßig rückläufig sind.

Bei jeder Ultraschalluntersuchung wurde eine Verringerung der Menge und Größe der Knoten festgestellt.

Für Sabrina treten keine Einschränkungen der Lebensqualität auf. Sie weiß, dass ihre Schilddrüse krank ist und sie deshalb Tabletten braucht. Da es ihr aber gut geht und sie merkt, dass ihr die Tabletten helfen, belastet sie das nicht. ■

Hashimoto-Thyreoiditis und ADHS

Eine Aufmerksamkeitsdefizit-Hyperaktivitätsstörung (ADHS) wird heute häufig bei Kindern festgestellt. Hierbei handelt es sich um Kinder, die sich nicht konzentrieren können, die nervös und unruhig sind und deshalb Schulprobleme haben. Um als Ursache eine autoimmune Schilddrüsenerkrankung nicht zu übersehen, sollte bei jedem Verdacht eines ADHS eine autoimmune Schilddrüsenerkrankung ausgeschlossen werden. Hierzu reicht es nicht, lediglich den TSH-Wert zu bestimmen. Es sollten neben fT3, fT4 und TSH auch die TPO-Antikörper bestimmt und eine Ultraschalluntersuchung der Schilddrüse veranlasst werden. Nicht wenige Kinder und Jugendliche werden jahrelang fälschlicherweise auf ADHS behandelt, obwohl eigentlich eine autoimmune Schilddrüsenkrankheit besteht.

Bei Verdacht auf ADHS sollte stets die Schilddrüse überprüft werden.

Die Vorstellung bei einem Schilddrüsenspezialisten ist sinnvoll, damit eine Hashimoto-Erkrankung nicht übersehen wird. Eine Mutter berichtet:

Hashimoto und nicht ADHS?

Bei meinem Sohn (jetzt 9) wurde vor ca. einem halben Jahr Hashimoto diagnostiziert. Ich hatte die starke Vermutung, dass bei meinem Sohn ein Aufmerksamkeitsproblem mit Hyperaktivität vorliegt. Ich bin als Sonderschullehrerin häufiger mit ADHS-Kindern konfrontiert. Irgendwann bin ich dann beim Lesen über Schilddrüsenerkrankungen darauf gestoßen, dass eine Schilddrüsenerkrankung (was Hashimoto ist, wusste ich da noch gar nicht) mit einer daraus resultierenden Unterfunktion bei Kindern andere, sogar entgegengesetzte Symptome zeigen kann als bei Erwachsenen, eben auch Hyperaktivität.

Daraufhin beschloss ich, meinen Sohn auch mal untersuchen zu lassen. Mit offensichtlichem Kopfschütteln der Ärzte und des sonstigen Personals wurde dann die Untersuchung durchgeführt. Ein paar Tage später kam ein Anruf, ich müsse noch mal kommen. Es wurde ein Bluttest gemacht und die Diagnose Hashimoto gestellt.

Erst von da an informierte ich mich weiter und stellte fest, dass ich selber seit vielen Jahren an Hashimoto leide und wohl viele meiner Beschwerden daher rühren. Hatte mir bloß niemand gesagt, wohl auch niemand gewusst. Jedenfalls weiß ich jetzt, dass ich selbst die Verantwortung übernehmen muss. Seit einem halben Jahr nehme ich Hormone, und seitdem sind bei mir etliche Symptome, die man durchaus auch in Richtung Aufmerksamkeitsprobleme deuten kann, verschwunden.

Mein Sohn nimmt L-Thyroxin 75 (innerhalb von zwei Monaten von 25 bis zur jetzigen Dosis gesteigert). Bei Diagnosestellung vor acht Monaten ging es ihm trotz eines TSH von 5,4 mU/ml (Norm 0,2–4,0) nicht schlecht. Eher seiner Umwelt. Nach Einnahmebeginn verschlimmerte sich seine Unruhe zunächst noch. Seit drei Monaten ist er jedoch ruhiger geworden und kann sich vor allem bei den Hausaufgaben besser konzentrieren. ■

Die Behandlung der Hashimoto-Thyreoiditis mit L-Thyroxin im Kindesalter unterscheidet sich nicht prinzipiell von der bei Erwachsenen. Abhängig vom Körpergewicht und Entwicklungsstand ist die Dosierung jedoch anzupassen. Die hormonelle Einstellung kann mitunter einige Zeit in Anspruch nehmen. Es ist Geduld notwendig, bevor sich Besserungen zeigen. Ein Endokrinologe sollte Ihnen und Ihrem Kind bei allen Fragen und Problemen zur Seite stehen.

Auch die weitestgehend unbekannte Stoffwechselstörung Hämopyrrollaktamurie (HPU) kann ähnliche Symptome wie ADHS verursachen. Menschen mit einer HPU neigen zusätzlich zu unspezifischen autoimmunen Störungen. Ein Test auf HPU ist zurzeit nur in wenigen Labors möglich. Nach Schätzungen haben etwa 10 % der Bevölkerung eine Anlage zur HPU. Die Stoffwechselstörung sollte durch einen Spezialisten behandelt werden. Die Therapie besteht in der hoch dosierten Ergänzung von Vitamin B6 und Zink sowie anderen Spurenelementen und Mikronährstoffen. Ein Teil der HPU-Erkrankten entwickelt ein Krankheitsbild, dessen Symptome denen der Hashimoto-Thyreoiditis ähneln. Weitere Informationen finden Sie im Kapitel »HPU«.

Schilddrüsenultraschall bei Kindern

Nach einer neuen Studie zeigen nur 37 % der Kinder zu Beginn der Erkrankung ein auffälliges Ultraschallbild der Schilddrüse. 50 % entwickeln innerhalb von sieben Monaten typische Zeichen einer Hashimoto-Thyreoiditis im Ultraschallbild. Bei einigen Kinder finden sich jedoch auch nach vier Jahren noch keine Auffälligkeiten im Ultraschallbild (Evolution of sonographic appearence of the thyroid gland in children with Hashimoto's Thyreoidits, Vlachapapadopulu et al. 2009). Diese Untersuchung zeigt, dass bei der Diagnose und Behandlung der Hashimoto-Thyreoditis immer das Gesamtbild (Symptome, Antikörperstatus, Ultraschall) berücksichtigt werden muss.

HPU

Was ist HPU?

HPU ist die Abkürzung für Hämopyrrollaktamurie. Eine andere Bezeichnung lautet Kryptopyrrolurie (KPU). HPU ist eine heute noch wenig bekannte, angeborene Funktionsstörung des Porphyrinstoffwechsels. Pyrrole bilden im Körper unlösliche Verbindungen mit Zink und Vitamin B6. Die Betroffenen scheiden mit dem Urin vermehrt Pyrrole aus. Es kommt im Körper zu einem Mangel an Zink und Pyridoxal-5-Phosphat (Vitamin B6), der durch die normale Nahrung nicht auszugleichen ist.

Vitamin B6 ist unter anderem zur Bildung von Vitamin B3 notwendig, sodass zusätzlich ein Mangel an Vitamin B3 entsteht. Auch ein Mangel an Chrom, Mangan und Magnesium kann sich infolge des Vitamin-B6-Mangels ausbilden. Im Blut können in einigen Fällen erhöhte Kupferkonzentrationen, ein erniedrigter Histaminspiegel und ein erniedrigter IgA-Spiegel gefunden werden. Die Symptome prägen sich manchmal erst im Erwachsenenalter und unter Stressbedingungen aus. Unter normalen Lebensbedingungen treten nur geringe oder keine Symptome auf. Physischer oder psychischer Stress kann jedoch eine Vielzahl von Symptomen auslösen. Die Erkrankung tritt familiär gehäuft auf.

Viele HPU-Betroffene haben gleichzeitig eine Glutenüberempfindlichkeit, bei der keine Weizenmehlprodukte vertragen werden. Oft kann ein labiler Blutzuckerspiegel mit einer Neigung zu Unterzuckerungen beobachtet werden. Ein charakteristisches Symptom ist die fehlende Traumerinnerung infolge niedriger Vitamin-B6-Spiegel.

HPU kann ähnliche Symptome wie eine Hashimoto-Thyreoiditis auslösen. Die HPU kann von unspezifischen Autoimmunphänomenen wie dem Auftreten von Schilddrüsenantikörpern begleitet sein. Auch ein Beschwerdebild, das dem ADHS ähnelt, kann durch eine HPU ausgelöst werden. Es ist wichtig, die Krankheiten voneinander abzugrenzen, um eine sinnvolle Behandlung einzuleiten.

Zusammen mit HPU können autoimmune Krankheiten, aber auch unspezifische Autoimmunphänomene auftreten.

Hashimoto-Thyreoiditis und HPU können auch gleichzeitig vorliegen. Eventuell klärt das gleichzeitige Vorliegen einer HPU, warum einige Hashimoto-Betroffene mehr Beschwerden zeigen als andere. Diese Vermutung muss jedoch erst in weiteren Untersuchungen abgesichert werden.

Tabelle 35: Symptome der HPU
Depressionen
Gelenkschmerzen
Angstzustände
Atem- und Körpergeruch
Weiße Flecken auf den Nägeln
Eng stehende Zähne im Oberkiefer
Unverträglichkeit von Medikamenten
Oberbauchschmerzen
Migräne
Fehlende Traumerinnerung
Unterzuckerungen, Altersdiabetes
Lichtempfindlichkeit
Haarausfall
Rasche Ermüdung
Niedriger Blutdruck
Infektanfälligkeit
Neurologische Symptome, Psychosen
Schlechtes Kurzzeit- und Namensgedächtnis
Sich verschlechterndes Schriftbild
Motorische und psychische Unruhe
Hyperaktivität
Konzentrationsstörungen
Unspezifische Autoimmunphänomene

Wie wird HPU festgestellt?

Die HPU kann durch eine erhöhte Ausscheidung von Pyrrolen im Morgenurin festgestellt werden. Der Test wird nur von einigen spezialisierten Labors durchgeführt.

Wie wird HPU behandelt?

Die Therapie besteht in einem hoch dosierten Ersatz von Zink und Vitamin B6 (Pyridoxalphosphat) sowie einer Reihe anderer Vitamine, Mineralien und Mikronährstoffe. Die Dosis muss individuell angepasst werden. Zu Beginn sollte eine geringe Dosis gewählt werden, die nachfolgend gesteigert wird. Bis zu einer dauerhaften Besserung können einige Monate vergehen. Bei der Therapie ist Vorsicht geboten, denn durch eine zu hohe Anfangsdosis oder eine zu schnelle Steigerung können selten Depressionen und Psychosen ausgelöst werden. Die Traumerinnerung kommt mit ausreichender Ergänzung von Zink und Vitamin B6 zurück. Um Schlafstörungen zu vermeiden, sollten die Supplemente nicht abends eingenommen werden. Eine lang dauernde, höher dosierte Einnahme von Vitamin B6 und Zink sollte immer ärztlich begleitet werden.

Weitere Untersuchungen zur HPU sind erforderlich, um genauere Kenntnisse zu deren Bedeutung und Behandlung zu erhalten. Auch der Bezug zur Hashimoto-Thyreoiditis wird derzeit weiter untersucht.

Augenerkrankung

N

Die meisten Hashimoto-Kranken entwickeln keine Augenprobleme. Bei einem kleineren Teil der Erkrankten kann die autoimmune Schilddrüsenentzündung jedoch unterschiedliche Augenbeschwerden verursachen.

Typische Augenbeschwerden

Sehstörungen, Schwellungen des Gewebes um die Augen, trockene Augen und dunkle Ringe unter den Augen können eine Hashimoto-Thyreoiditis begleiten. Häufig sind diese Symptome unterfunktionsbedingt und verschwinden, sobald eine länger dauernde, konstante Normalisierung der Schilddrüsenhormonspiegel erreicht ist. Die Sehstörungen können in unterschiedlicher Form auftreten: als Verschwommensehen, Auftreten von dunklen Punkten oder Lichtblitzen im Sichtfeld. Die Schwellungen des Gewebes um die Augen beruhen auf Wassereinlagerungen. Unterlider und Oberlider können dabei Wasser einlagern. Einige Erkrankte berichten, dass sie »dunkle Ringe« unter den Augen bemerkt hätten, die in gesunder Zeit nicht vorhanden gewesen seien und sich auch nicht durch mangelnden Schlaf erklären ließen.

Sie sollten versuchen, die Schilddrüsenhormonspiegel rasch zu optimieren, um die geschilderten Symptome zum Verschwinden zu bringen. Bei Augenproblemen ist es immer ratsam, einen Augenarzt aufsuchen, der sich mit Augensymptomen bei autoimmunen Schilddrüsenkrankheiten auskennt. Solche Spezialisten sind rar und oft schwer zu finden.

Trockene Augen

Trockene Augen können ebenfalls im Rahmen von Hashimoto Probleme bereiten. Die Tränendrüsen produzieren dann keinen ausreichenden Tränenfilm mehr. Oft ist es in solchen Fällen langfristig nicht mehr möglich, Kontaktlinsen zu tragen. Die Anwendung von Augentropfen, Augengel und Augensalbe ist hilfreich. Trockene Augen und trockene Schleimhäute werden auch als Sicca-Syndrom bezeichnet. Das Sicca-Syndrom kann bei unterschiedlichen Autoimmunkrankheiten vorkommen, unter anderem bei der Hashimoto-Thyreoiditis.

Ein eigenständiges autoimmunes Krankheitsbild ist das Sjögren-Syndrom, bei dem bei 30–40 % der Erkrankten spezifische Antikörper (SS-A, SS-B) im Blut gefunden werden können. Ein neu entdeckter Antikörper, der Alpha-Fodrin-Antikörper, findet sich dabei wesentlich häufiger und soll noch spezifischer sein. Das Sjögren-Symptom geht mit einer Entzündung der Speicheldrüsen, Gelenkschmerzen, trockenen Schleimhäuten und trockenen Augen einher und muss von einem Rheumatologen behandelt werden.

Zur Behandlung der trockenen Augen können Augentropfen, Augengel und Augensalbe eingesetzt werden. Welches Medikament für Sie infrage kommt, muss individuell ausprobiert werden. Tropfen und Gele ohne Konservierungsmittel sind vorzuziehen. Die Konservierungsmittel können sonst langfristig die Augenprobleme verstärken.

Es besteht kein Anspruch auf Vollständigkeit bei den Präparaten in den Tabellen. Ihr Arzt oder Apotheker kann Ihnen bei der Suche nach passenden Augentropfen, Augengels oder Augensalben behilflich sein.

Tabelle 36: Augentropfen ohne Konservierungsmittel

Artelac® ADVANCED	Lacrimal® O.K.	Protagent® SE
Biolan®	Lacrisic® SE	Lacrisic® SE
Cellufresh®	Lacri-Stulln® UD	Vidisept®EDO®
Celluvisc®	Laservis®	Vislube®
Hycosan®	Liquifilm® O.K.	Vismed®
HYLO-COMOD®	Oculac®	
Lacophtal® sine	Oculotect® fluid sine	

Tabelle 37: Augentropfen mit Konservierungsmittel

Arufil®	Oculotect® fluid	Sic-Ophtal® N
Corneregel® Fluid	Opthal Z®	Solan®-M
Dispatenol	Oxyal™	Vidisept®/EDO®
GenTeal®	Pan-Ophtal®	Vistil™
Isopto-Max®	Protagent®	Vitafluid®
Lacophtal®	Siccaprotect	
Lacrigel® C	Sicca-Stulln®	

Tabelle 38: Augengels und Augensprays ohne Konservierungsmittel

Biolan® gel	Ocutears® Lipospray	Vidisic® EDO®
Corneregel® EDO®	TEARS AGAIN®	Visc-Ophtal® sine
Liposic® EDO®	Thilo-Tears® SE Gel	

Tabelle 39: Augengels und Augensprays mit Konservierungsmittel

Corneregel®	Liposic®	Vidisic®
Dispatenol®	Repa-Ophtal®Gel	Visc-Ophtal®
Lipo Nit®	Siccapos® Gel	Vitagel®

Tabelle 40: Augensalben

Bepanthen® Augen- und Nasensalbe	Pan-Ophtal® Augensalbe	Regepithel®
Coliquifilm®	Panthenol® Augensalbe Jenapharm	VitA-POS®

Endokrine Orbitopathie

Alle bei der Hashimoto-Thyreoiditis auftretenden Augensymptome müssen von einem besonderen Krankheitsbild der Augen, der endokrinen Orbitopathie, abgegrenzt werden. Die endokrine Orbitopathie tritt bei der autoimmunen Schilddrüsenüberfunktion, dem Morbus Basedow, wesentlich häufiger auf.

Im Rahmen der Hashimoto-Thyreoiditis kommt es glücklicherweise nur sehr selten zu einer endokrinen Orbitopathie (abgekürzt: e. O.). Leichte und schwere Verlaufsformen sind bekannt. Eine besondere Rolle spielen bei der endokrinen Orbitopathie die Antikörper gegen den TSH-Rezeptor (TRAK). Diese sind bei einem kleinen Teil der Hashimoto-Kranken erhöht. Nicht jeder Erkrankte mit leicht erhöhten TRAK entwickelt eine endokrine Orbitopathie.

Eine endokrine Orbitopathie tritt bei Hashimoto-Thyreoiditis selten auf.

Die endokrine Orbitopathie tritt in nahezu allen Fällen in Verbindung mit einer autoimmunen Schilddrüsenerkrankung auf. Sie kann der Schilddrüsenerkrankung vorausgehen, gleichzeitig auftreten oder mit zeitlicher Verzögerung (Monate bis Jahre) folgen. Meist treten die Augenbeschwerden nach Beginn der Schilddrüsenerkrankung auf. Sehr selten ist das Auftreten einer endokrinen Orbitopathie ohne fassbare Schilddrüsenerkrankung. Die endokrine Orbitopathie betrifft meist beide Augen (beidseitige endokrine Orbitopathie), allerdings oft in unterschiedlich starker Ausprägung. Auch bei noch normaler Schilddrüsenfunktion kann eine endokrine Orbitopathie auftreten. Häufig folgt dann meist in kürzerem zeitlichem Abstand auch die Erkrankung und Fehlfunktion der Schilddrüse.

Ein erfahrener Augenarzt sollte die Behandlung der endokrinen Orbitopathie überwachen.

Eine endokrine Orbitopathie muss nicht immer mit hervortretenden Augen einhergehen. Das Hervortreten der Augen ist nur eine mögliche, wenn auch häufige Variation. Regelmäßige Kontrollen beim Augenarzt sind bei einer endokrinen Orbitopathie alle drei bis sechs Monate notwendig, selbst wenn keine Beschwerden bestehen. Beim Auftreten von Symptomen kann der Arzt dann frühzeitig mit einer Behandlung beginnen oder zum Spezialisten überweisen.

Welche Beschwerden können auftreten?

Tabelle 41: Symptome der Augenerkrankung
Tränende Augen, Augenbrennen, Lichtempfindlichkeit, verschwommenes Sehen
Fremdkörpergefühl in den Augen, Druckgefühl hinter dem Auge
Geschwollene Augenlider, hochgezogenes Augenlid, seltener Lidschlag
Trockene Augen, Rötung der Augen, Hornhautentzündungen, Bindehautentzündungen
Hervortretende Augen (Exophthalmus), ungenügender Lidschluss
Kopfschmerzen, Doppelbilder, Augenmuskelprobleme, Sehstörungen
Selten: schwere Beeinträchtigung des Sehvermögens durch Schädigung des Sehnerven

Die meisten Betroffenen empfinden ihre Augenbeschwerden morgens stärker als abends. Auch die Schwellung der Lider ist morgens stärker ausgeprägt als abends. Es gibt verschiedene medizinische Einteilungen für den Schweregrad der Orbitopathie. Da unterschiedliche Symptome gleichzeitig vorliegen können, ist eine Einordnung in die jeweiligen Kategorien nicht immer eindeutig möglich.

Die Schwellung der Augenlider lässt im Laufe des Tages oft etwas nach.

Zwei Extreme der endokrinen Orbitopathie werden unterschieden: die geschwollenen und verdickten Augenmuskeln und die Schwellung des Fettgewebes. Die eine Form verursacht eher ein Hervortreten der Augen (Exophthalmus), die andere Form führt zu einer Schwellung des Gewebes um die Augen herum (Augenlider). Verschiedene Ausprägungen der endokrinen Orbitopathie entstehen je nach überwiegendem Anteil und Kombination der beiden Formen.

Ein wichtiger Faktor, der die endokrine Orbitopathie verschlimmert, ist das Rauchen. Die ablaufenden Immunprozesse werden durch die beim Rauchen gedrosselte Durchblutung, die verminderte Sauerstoffzufuhr und den behinderten Blutabstrom verstärkt. Rauchen heizt die Bildung von schädlichen Sauerstoffradikalen an, fördert den Entzündungsprozess, stimuliert die Neubildung von Fettgewebszellen und behindert dadurch alle Behandlungsmaßnahmen. Wenn Sie Raucher sind, sollten Sie alle Möglichkeiten nutzen, sich das Rauchen abzugewöhnen, um der endokrinen Orbitopathie den Nährboden zu entziehen und die eingeleiteten Therapiemaßnahmen zu unterstützen.

Rauchen fördert die endokrine Orbitopathie und behindert die Behandlung.

Medizinische Hintergründe

Die bei einer Hashimoto-Thyreoiditis selten gebildeten TSH-Rezeptor-Antikörper (TRAK) richten sich gegen bestimmte Strukturen auf den Schilddrüsenzellen. Diese TSH-Rezeptoren finden sich nicht nur im Schilddrüsengewebe, sondern auch an einigen anderen Stellen im Körper. Zu diesen Stellen gehören das Fettgewebe in den Augenhöhlen, die Haut an der Vorderseite der Unterschenkel, das Gehirn, Muskeln und Knochen. Alle diese Orte können von Antikörpern angegriffen werden. Setzen sich Antikörper an die TSH-Rezeptoren im Fettgewebe der Augenhöhlen, so können dadurch zahlreiche Reaktionen in Gang gesetzt werden, die letztendlich zu einer Entzündung und Schwellung des Fettgewebes und zur weiteren Bildung von Fettgewebe führen.

Im Frühstadium der Krankheit erkennen T-Lymphozyten Antigene in den Geweben der Augenhöhlen. Durch Bildung von Antikörpern wird der Immunprozess fortgeführt und verstärkt. Es konnten bestimmte Zellen im Augenhöhlengewebe identifiziert werden, die TSH-Rezeptoren an ihrer Oberfläche tragen. Diese Zellen gehören zu den Vorläuferzellen von Fibroblasten und heißen Prä-Adipozyten. Sie können Bindegewebe oder Fettgewebe bilden. Sie sind das vorrangige Ziel für die T-Zellen und die Antikörper.

Die Fibroblasten der Augenhöhle bilden vermehrt flüssigkeitsbindende Moleküle, die sogenannten Glykosaminoglykane. Durch die Entzündung werden diese Substanzen in großen Mengen gebildet, was die Muskelfasern auseinanderdrängt und in ihrer Funktion beeinträchtigt. Die Augenmuskeln schwellen an (Ödem). Entzündungszellen wandern vermehrt in das Binde-, Fett- und Muskelgewebe der Augenhöhlen ein.

Die ausgelöste Reaktion kann sich durch Bildung von Entzündungsbotenstoffen, sogenannten Zytokinen, Interleukinen, Wachstumsfaktoren, Prostaglandinen und anderen Faktoren selbst unterhalten und verstärken. Die Schwellung des Gewebes und die mechanische Beeinträchtigung führen zu einer Raumnot in den Augenhöhlen. Diese Raumnot verstärkt ihrerseits weiter die entzündliche Reaktion, weil der Blutzustrom und der Blutabfluss in den Augenhöhlen behindert ist und sich sogenannte freie Radikale bilden, die das Augenhöhlengewebe angreifen und schädigen.

Neben den TSH-Rezeptor-Antikörpern sind weitere Antikörper gegen Augenmuskelgewebe gefunden worden. Ob diese Antikörper bei der Orbitopathie eine Rolle spielen, ist nicht geklärt. Nach Ergebnissen neuerer Untersuchungen scheinen sie eher ein Begleitphänomen des komplexen Immungeschehens als die Ursache der Orbitopathie darzustellen.

Behandlungstipp

Patienten mit endokriner Orbitopathie sollten möglichst von einem mit dieser Erkrankung gut vertrauten Spezialisten betreut werden, der auch aktuelle Entwicklungen auf diesem Gebiet berücksichtigt. Er sollte Ihre Behandlung optimal auf Ihre speziellen Bedürfnisse ausrichten. Idealerweise sollten ein Endokrinologe und ein Augenarzt bei Ihrer Behandlung eng und vertrauensvoll zusammenarbeiten. Wenn sich Ihr behandelnder Arzt mit genügend Zeit, Kompetenz und Einfühlungsvermögen um sie kümmert, sind Sie in guten Händen und haben die besten Voraussetzungen, auch mit dem schwierigen Problem der endokrinen Orbitopathie langfristig gut zurechtzukommen.

Erkundigen Sie sich bei anderen Betroffenen und Selbsthilfeorganisationen nach dem aktuellen Stand zur Behandlung der endokrinen Orbitopathie. Dort kann man Ihnen auch einen Spezialisten in Ihrer Nähe nennen. Halten Sie sich stets auf dem Laufenden über neue Entwicklungen und Behandlungsmöglichkeiten. Da die endokrine Orbitopathie bei einer Hashimoto-Thyreoiditis sehr selten ist, verweisen wir für weitere Informationen auf das Buch »Leben mit Morbus Basedow« und Informationen im Internet.

Unter www.morbusbasedow.de und www.hashimotothyreoiditis.de finden Sie aktuelle Informationen zur endokrinen Orbitopathie.

Psyche und Hashimoto-Thyreoiditis

Hashimoto-Thyreoiditis wirkt sich auf den ganzen Menschen aus.

Die Hashimoto-Thyreoiditis ist eine Erkrankung des ganzen Körpers. Sie beschränkt sich meist nicht nur auf die Schilddrüse, sondern kann nahezu jedes Organ betreffen. Auch die Psyche wird bei starker Krankheitsintensität nicht verschont. Haben Sie keine oder wenig Probleme mit der Erkrankung und nur vorübergehend eine leichte Unterfunktion, so werden auch keine oder nur geringe psychische Auswirkungen zu erwarten sein. Die Psyche kann durch die Immunstörung in Mitleidenschaft gezogen werden. Allzu oft werden Betroffene schnell als psychisch krank eingestuft. Häufig sind mit einer optimalen hormonellen Behandlung die Symptome der vermeintlich psychischen Erkrankung vollständig zum Verschwinden zu bringen. Wie der nachfolgende Bericht einer Mutter zeigt, ist es wichtig, sich als Patient nicht verunsichern zu lassen und einen erfahrenen Arzt aufzusuchen.

Es geht wieder gut

Im April wurde bei meiner Tochter (14 Jahre) Hashimoto festgestellt. Obwohl es ihr gar nicht gut ging (Schwindel, Angst, Taubheitsgefühle, starke Stimmungsschwankungen), hielt der Arzt damals eine Behandlung mit Schilddrüsenhormonen nicht für notwendig, weil die Werte innerhalb der Norm lagen. Stattdessen schlug er eine Vorstellung beim Psychologen vor (meine Tochter fehlte auch oft in der Schule, kam eher nach Hause oder ging gar nicht hin).

Weil ich nicht mehr weiter wusste, fragte ich im Internet-Forum nach Möglichkeiten der Behandlung, insbesondere auch nach Hormonen für die Behandlung. Innerhalb kurzer Zeit antworteten ganz viele, dass eine Behandlung mit L-Thyroxin sehr wohl sinnvoll scheint und ich mich dafür beim Arzt stark machen soll. Die Antworten haben mir so viel Mut gemacht, und den brauchten wir auch in den folgenden Monaten. Eine Überweisung zur Kinderendokrinologie der Uniklinik bekam meine Tochter bald. Aber der Termin im Juni brachte gar nichts. Auch dort war man der Meinung, dass Hashimoto ja nichts macht, zumal wenn die Werte im Normbereich liegen.

Dann kamen die Sommerferien. Vielleicht brauchte meine Tochter ja nur Erholung? In den sechs Ferienwochen war meine Tochter fast die ganze Zeit zu Hause, ging nur ein- oder zweimal in die Stadt, wollte weder mit der Freundin noch mit uns irgendwohin. Ich habe sie in Ruhe gelassen, sie schlief sich richtig aus, klagte nur ab und zu über Taubheitsgefühle und Schwindel. Die ersten beiden Schulwochen nach den Ferien verliefen relativ normal. Doch dann kam sie wieder zwei- bis dreimal in der Woche eher aus der Schule nach Hause oder ging gar nicht hin. Bis zu den Herbstferien hatte sie schon 17 oder 18 Fehltage. Ende August ergab ein Bluttest, dass das fT4 ziemlich an der unteren Grenze lag. Der Arzt sah aber immer noch keinen Handlungsbedarf, höchstens Psychotherapie. Damit konnte und wollte ich mich nicht zufriedengeben.

Von meinem Hausarzt bekam ich schließlich die Adresse eines Endokrinologen, wir sollten lieber gleich zu dem Spezialisten fahren, als erst zehn Ärzte in der Region zu konsultieren. Wieder zum Kinderarzt: Überweisung zum Psychologen und zum Endokrinologen. Der Termin beim Psychologen lag zeitiger. Das Gespräch war enttäuschend. Keine Hilfe.

Der Endokrinologe stellte beim Ultraschall sofort eine starke Entzündung in der Schilddrüse fest, machte anschließend noch eigene Laboruntersuchungen. Ende Oktober bekam meine Tochter schließlich L-Thyroxin verschrieben, eine niedrige Dosis, 25 µg pro Tag. Damit ging es erstaunlich schnell aufwärts. Bereits eine Woche nach Beginn der Tabletteneinnahme wirkte meine Tochter irgendwie fröhlicher und aufgeschlossener als früher. Der Arzt meinte, er sähe sie zum erstenmal lachen.

Nach zwei Wochen sagte sie selber, dass sie sich besser fühlt. Einige Tage ohne die Tabletten (die sie doof fand) bescherten wieder Unruhe und Angstgefühle, seitdem nimmt sie das Medikament regelmäßig. Ich habe meine Tochter lange nicht so fröhlich und unternehmungslustig erlebt wie jetzt. Sie singt und lacht, läuft pfeifend durchs Haus, ist wesentlich ausgeglichener als noch vor ein paar Wochen. Auch die massiven Schulprobleme haben sich fast von einem Tag auf den anderen praktisch von allein gelöst. Sie interessiert sich wieder für den Unterrichtsstoff, ihre Noten haben sich deutlich verbessert, obwohl es natürlich auch Ausrutscher gibt. Das Familienklima ist in den letzten Wochen deutlich entspannter geworden. So langsam kommen wir alle endlich wieder zur Ruhe. Ich weiß, dass der gegenwärtige Zustand nicht ewig halten wird.

Im Moment deutet sich an, dass die Hormondosis wohl in absehbarer Zeit erhöht werden muss (erneutes Aufflackern einiger Symptome, die meine Tochter inzwischen auch selbst einschätzen kann). Dazu wüsste ich schon ganz gern die aktuellen Blutwerte.

Deshalb werde ich meine Tochter in den nächsten Tagen zum Arzt schicken und fT4, fT3 und TSH bestimmen lassen. Aus unseren Erfahrungen heraus kann ich allen Betroffenen und allen Eltern nur raten, sich selbst zu informieren, hartnäckig zu sein, sich nicht abweisen lassen und vor allem nie den Mut zu verlieren. Eigeninitiative ist wohl gerade bei Hashimoto gefragt. ■

Psyche als Krankheitsauslöser

Psychischer Stress kann bei genetisch vorbelasteten Menschen zu einem Ungleichgewicht im Immunsystem führen. Die in der Stresssituation ausgeschütteten Hormone können das Immunsystem verändern, sodass es seinen Selbstschutz und seine Balance verliert. So berichten einige Betroffene, dass die Hashimoto-Thyreoiditis bei ihnen in einer Phase aufgetreten sei, als sie großem psychischen Stress ausgesetzt waren. Psychischer Stress ist ein möglicher Auslöser der Erkrankung, aber keine notwendige Bedingung. Die Krankheit kann auch in einer psychisch nicht belastenden Situation beginnen. Als Folge der Erkrankung entsteht immer psychischer Stress, der sich dann wiederum nachteilig auf den Krankheitsverlauf auswirken kann.

Stress als einzige Ursache der Hashimoto-Thyreoiditis ist nicht ausreichend. Stress muss mit anderen Triggerfaktoren zusammentreffen, die dann gemeinsam die Erkrankung in Gang setzen können.

Der ganze Körper spielt verrückt – Barbara, 37 Jahre

Ich habe das Gefühl, dass der ganze Körper verrückt spielt und keiner weiß weiter. Die gängigste Auskunft war bisher immer: »Sie sind nervös.« Ich war vor den Beschwerden nicht nervös, aber jetzt bin ich es wirklich. ■

Die Hashimoto-Thyreoiditis ist keine psychische Erkrankung. Stress stört das endokrinologische und immunologische Gleichgewicht. Eine Fehlregulation des Immunsystems bietet Autoimmunerkrankungen bei entsprechender genetischer Empfänglichkeit einen guten Nährboden. Welche zusätzliche Rolle Stress als Auslöser von Autoimmunerkrankungen genau spielt, muss in weiteren Untersuchungen festgestellt werden.

Um im Verlauf der Erkrankung eine Verschlimmerung durch Stress zu verhindern, sollten Sie sich von »stressenden« Einflüssen abschirmen, soweit dies möglich ist. Eine wichtige Rolle spielt dabei die Fähigkeit zur Stresswahrnehmung und Stressverarbeitung. Ob eine bestimmte Situation als Stress empfunden wird, ist in hohem Maße vom einzelnen Menschen abhängig. Die Bewältigung der Krankheitskrise kann bei hoher Krankheitsintensität ein mühsamer Prozess für die Betroffenen sein. Eine unterstützende verhaltenstherapeutische Psychotherapie kann in diesem Zusammenhang hilfreich sein. Verhaltenstherapeutisch heißt dabei, dass Strategien erlernt werden, anders mit Stress umzugehen oder Stresssituationen zu vermeiden.

Eine klassische Psychoanalyse ist hier nicht sinnvoll. Die »Schuld« für die Erkrankung in der eigenen Psyche zu suchen, ist weder weiterführend noch wird es den eigentlichen Krankheitsursachen gerecht. Wann eine Therapie als hilfreich empfunden wird, ist individuell unterschiedlich.

Die falsche Psychotherapie – Kirsten, 32 Jahre

Ich habe es auch mit Psychotherapie versucht. Der erste Therapeut sagte mir nach einem Persönlichkeitstest und einem Gespräch, ich hätte keine Probleme, höchstens zu viel Stress und ich solle mehr Sport machen. Die zweite Therapeutin hat mir nach einer Wartezeit von drei Stunden Medikamente aufgeschrieben und meinte dann, wenn es in einem Monat nicht besser wäre, sollte ich ruhig noch mal zu ihr kommen. Die dritte Ärztin hat tatsächlich eine halbe Stunde mit mir geredet, mir keine Tabletten verschrieben und ich durfte auch wieder kommen. Auf den Termin bei ihr habe ich drei Monate gewartet, in ihrer Praxis noch einmal zweieinhalb Stunden.

Bei der zweiten Sitzung hat sie mir dann erzählt, dass meine Mutter eine bösartige Lügnerin ist und dass ich mich ganz schnell von meiner Familie trennen sollte … Daraufhin habe ich mich für eine stationäre Therapie beworben. Auf das Vorgespräch habe ich einen Monat gewartet, auf die Therapie ein halbes Jahr. Obwohl ich mich für Angst und Panik beworben hatte, landete ich auf einer Station für Essgestörte und mir wurde jeden Tag aufs Neue vorgebetet, dass ich essgestört sei und es nur nicht einsehen wolle.

Besser geht es mir heute schon, aber ohne Psychotherapie. Bei mir hat eine Essensumstellung, Hormone und die Vitamin- und Mineralstofftherapie etliches bewirkt. Denn eigentlich sind alle Vorgänge im Körper doch irgendwie chemisch bedingt. Versteh mich nicht falsch, ich habe selber Psychologie studiert und finde es eine super Sache, aber es kann sehr schwer werden, einen guten Therapeuten zu finden. Und wenn einem eh' schon die Nerven flöten gegangen sind, dann kann dich so etwas, wie ich es erlebt habe, noch weiter runterziehen. ■

Bitte achten Sie darauf, dass der Psychotherapeut etwas über die Erkrankung weiß und diese nicht fälschlich auf psychische Ursachen zurückführt. Wenn Sie sich nicht ernst genommen fühlen, wechseln Sie den Therapeuten oder beenden Sie die Therapie.

Einen guten Therapeuten finden – Kerstin, 31 Jahre

Eine Hashimoto-Kranke rät einer anderen Betroffenen: Ich glaube, dass eine Gesprächstherapie mit jemandem, der Dir hilft, die Dinge zu sortieren und den Überblick zu bekommen, gut unterstützen kann, jemand der Dich motiviert, Dir den Rücken und Dein Selbstbewusstsein stärkt. Quasi jemand, der Dich eine Weile bei der Hand nimmt und Dir hilft, Deinen Weg zu gehen.

Dazu ist es wichtig, dass Dir der Mensch sympathisch ist, schau Dir ruhig die eine oder andere Praxis mit Therapeuten an und geh nur zu jemandem, der Dir angenehm ist und vor dem Du auch weinen kannst. ■

Psyche und Hormone

Hormone beeinflussen unzählige Vorgänge im menschlichen Körper. Sie sind die Botschafter eines fein abgestimmten Regelkreises, der sämtliche Körperfunktionen steuert und untereinander verbindet. Die Schilddrüsenhormone steuern nicht nur zahlreiche organische Funktionen, sondern wirken auch auf die Psyche. Gerät der Schilddrüsenstoffwechsel durch Krankheit aus den Fugen, macht sich das auch in der seelischen Verfassung des Betroffenen deutlich bemerkbar.

Dies kann sich unterschiedlich auswirken. Häufig werden depressive Verstimmungen beschrieben. Auch eine leichtere Reizbarkeit oder Aggressivität sind möglich. Betroffenen und Angehörigen fällt in ausgeprägten Fällen eine regelrechte Wesensveränderung auf. Hierbei beschreiben sich die Erkrankten als sehr empfindlich, weinerlich und wenig durchsetzungsfähig.

Oft können Ängste und Panikattacken auf die Schilddrüsenfehlfunktion zurückgeführt werden. Ob und wie stark diese Symptome auftreten, ist individuell verschieden. Die möglichen, durch die Unterfunktion ausgelösten organischen Beschwerden, wie z. B. Müdigkeit, Muskelschmerzen und Herzstolpern, verbrauchen die Kraft und verängstigen zusätzlich.

Bei starker Krankheitsintensität macht der Körper scheinbar, was er will. Die Kraft nimmt ab, die Müdigkeit ist oft nur mit äußerster Willensanstrengung zu überwinden. Das Herz stolpert und das Gewicht nimmt zu. Täglich treten zahllose Symptome auf. Der Erkrankte erkennt sich selbst nicht wieder. Die Vielzahl der möglichen Symptome kommt ihm merkwürdig vor. Die Seele ist dem Geschehen mehr oder weniger hilflos ausgeliefert, solange die Ursache nicht bekannt ist und keine sinnvolle Behandlung begonnen wird. Der Erkrankte erlebt sich als schwach und unsicher. Seine Fragen nach Ursache, Symptomen und Therapiemöglichkeiten bleiben oft unbeantwortet.

Nach Normalisierung der Hormonwerte verschwinden die Beschwerden in den meisten Fällen vollständig. Eine Erkrankte beschreibt es folgendermaßen:

Angst und Panik und ihre Ursache – Kerstin, 31 Jahre

Panikattacken oder Angstzustände bzw. so ein diffuses Verwirrtheitsgefühl können sowohl bei einer Schilddrüsenunterfunktion als auch bei einer Schilddrüsenüberfunktion auftreten und kommen bei mir immer mal wieder, wenn die Hormondosis nicht mehr stimmt. Aber seitdem ich weiß, dass es nicht das Alter und nicht das Herz und erst recht nicht die Psyche ist, die dafür verantwortlich ist, komme ich damit gut zurecht. Dann muss ich halt zum Arzt, Blutwerte bestimmen lassen und mich neu einstellen lassen mit den Hormonen. ■

Eine andere Patientin mit Rheuma und Hashimoto berichtet von ihren Erfahrungen:

Einstellung der Hormone und Flugangst – Petra, 40 Jahre

Ich habe Rheuma und Hashimoto. Als ich vor drei Jahren mit meinem Mann in Urlaub geflogen bin, bekam ich zum ersten Mal in meinem Leben richtige Flugangst. Das hatte ich früher nie, bin jedes Jahr mindestens einmal nach Lanzarote geflogen und auch Gewitter und Turbulenzen machten mir nichts aus. Vor drei Jahren fingen meine Schilddrüsenprobleme nach jahrelang guter Einstellung ohne große Kontrolle wieder an. Wir flogen wieder einmal und beim ersten Hüpfer in der Luft wurde es unerträglich! Ich hatte Panik und wusste nicht mehr, wie ich den Flug überstehen sollte! Mich hat das total erschreckt! Bevor die Diagnose Hashi gestellt wurde, hatte ich Phasen, in denen ich ohne Baldrian nicht mehr aus dem Haus gehen konnte und sogar mal die Psychopillen meiner Mutter probiert habe, weil ich Angst hatte, anderen Menschen zu begegnen. Vor allem beim Arbeiten war es extrem: Ich bekam Schweißausbrüche und Herzrasen, wenn mich jemand ansprach.

Diese Panik war aber dann mit L-Thyroxin völlig verschwunden. Ich bin mittlerweile sicher, dass ich bereits mit sieben Jahren Hashi hatte. Meine gesamte Kindheit und Jugend und auch junge Erwachsenenzeit lässt sich so erklären. Als Kind war ich hypernervös, hibbelig, dünn wie eine Bohnenstange und wohl sehr anstrengend. Als ich dann in die Pubertät kam, begann ich ängstlicher zu werden und auch an Gewicht zuzulegen bis hin zum Übergewicht. Was mich dann wiederum noch depressiver machte.

Dann kam das Rheuma dazu. Mit 23 dann die Angstattacken und mit 25 oder 26 die Diagnose Hashimoto. Ich bekam 25 µg L-Thyroxin. Danach regelte sich fast alles wie von selbst samt Gewicht. Richtig gut wurde es aber erst, als ich meine Rheumatologin kennenlernte, die mir 100 µg L-Thyroxin gab und MTX (ein Rheumamedikament). Leider reduzierte sie dann vor ca. fünf Jahren die Hormone auf 75 µg und ich machte es auch brav. Tja, und in den letzten Jahren fingen die Probleme wieder alle an, was ich aber nie mit der Schilddrüse in Verbindung gebracht hätte. Erst, als ich einen Kropf und Halsschmerzen bekam, wusste ich, was passiert war. Inzwischen nehme ich 125 µg Thyroxin und 40 µg Trijodthyronin extra und es geht mir bestens. Die Hormonwerte im Blut sind endlich normal.

Mittlerweile hat übrigens auch meine Mutter die Diagnose Hashi und mein Bruder, der Diabetes hat, ist sicher auch betroffen. Nur ich bekomm' ihn noch nicht zum Arzt, bei Männern ist das ja immer schwierig.

Wenn ich bedenke, wie es mir die letzten vier Jahre ergangen ist, ohne und jetzt, dann kann ich sagen: Ich lebe wieder! Ich hab meine Müdigkeit immer auf die Rheumamedikamente geschoben und die Depressionen auf alles Mögliche. Nun sind wir Ende Februar wieder geflogen. Nach Mallorca, ich dachte, das schaff' ich. Und siehe da: Es ging sehr gut! Nur beim Start und bei der Landung bekam ich feuchte Hände, der Flug selbst war sehr schön! Ich bin fit, mein Rheuma stört mich überhaupt nicht mehr und ich hab wieder Kraft für alles, was ich machen möchte. Es tut so gut, dass ich endlich auch zu denen gehöre, denen es besser geht, wo man die Hoffnung doch irgendwann aufgibt, wenn kein guter Arzt zu finden ist, der einen ernst nimmt. ■

Auch eine mögliche Beeinflussung der Psyche durch Veränderungen der Sexualhormone sollte nicht übersehen werden. Ein Abweichen der Schilddrüsenhormone geht oft einher mit einer Veränderung der weiblichen und männlichen Hormone. Auch diese Hormone (Östrogene, Progesteron, Testosteron, DHEA) können die Psyche beeinflussen. Wichtig ist es, im Rahmen der Behandlung daran zu denken, die Hormonwerte im Blut zu überprüfen und gegebenenfalls auch hier eine ausgleichende Therapie einzuleiten.

Psyche und Psychopharmaka

Treten im Rahmen der akuten Erkrankung starke psychische Symptome auf, ist der Einsatz von Psychopharmaka manchmal sinnvoll. Ebenfalls sinnvoll kann die unterstützende Anwendung bei einer Depression sein. Meist sind aber Antidepressiva bei hormonell verursachter Depression nicht oder nur wenig wirksam. Hier hilft es, stattdessen durch die medikamentöse Normalisierung der Schilddrüsenhormone und gegebenenfalls anderer Hormone die Ursache der Depression zu beseitigen. Der durch zahlreiche Symptome verunsicherte und ängstliche Erkrankte benötigt in der Regel keine Psychopharmaka, sondern neben einer wirksamen Behandlung der Krankheit einen Arzt, der zuhört, mitfühlt, versteht und Mut macht. Wichtig ist in diesem Zusammenhang, dass einige Psychopharmaka in den Schilddrüsenstoffwechsel eingreifen und eventuell die Hormoneinstellung erschweren können. Die häufig sehr ausgeprägten Stimmungsschwankungen und Ängste können vorübergehend mit Beruhigungsmitteln behandelt werden, falls das erforderlich ist. Dient der Einsatz von Psychopharmaka jedoch nur der Ruhe des Arztes, der hofft, sich dann die Beschwerden des Patienten nicht mehr anhören zu müssen, und wird nicht parallel dazu eine Therapie der Hashimoto-Thyreoiditis eingeleitet, sollten Sie skeptisch sein.

Psychopharmaka sind nicht angebracht, um aus dem klagenden Patienten einen stummten Patienten zu machen.

Krankheitsverständnis bei Freunden und in der Familie

Die Hashimoto-Thyreoiditis kann in unterschiedlichen Schweregraden auftreten. In einigen Fällen ist die Krankheit auch eine große Belastungsprobe für Familie und Freunde. Der Erkrankte zieht sich oft zurück, um sich auszuruhen und Stress zu vermeiden. Für Gesunde alltägliche Abläufe werden vom Kranken als Stress empfunden. Das kann Unverständnis bei Freunden und Angehörigen auslösen. Spricht der Kranke zu oft von seinen Beschwerden, kann das mitunter sogar zur sozialen Isolation führen.

Auch wenn der Hashimoto-Kranke unzweifelhaft die größte Last trägt, stellt die Krankheit auch erhebliche Anforderungen an seine Freunde und seine Familie. Erschwerend kommt hinzu, dass die Hashimoto-Thyreoiditis viel zu wenig bekannt ist. Wie soll für etwas Verständnis aufkommen, womit selbst viele Ärzte nicht ausreichend vertraut sind? Eine junge Frau berichtet:

… als ob das Ganze nicht schon schlimm genug wäre – Sonja, 31 Jahre

Ich hatte heute morgen auch so ein Erlebnis, das die Welt nicht braucht. Meine Mutter rief mich an und sie weiß genau, wie es mir seit Ende Januar geht und dass ich trotz des L-Thyroxins, das ich nehme, erst so richtig mit der Unterfunktion zu kämpfen habe. (Anmerkung: Zu Beginn der Thyroxin-Einnahme können sich die Symptome in einigen Fällen vorübergehend verstärken.) Das obligatorische: »Wie geht es Dir denn heute?«, habe ich dann auch leider mit: »Ich fühle mich wie Kaugummi, total antriebs- und kraftlos«, beantwortet und habe mir dann eine Antwort anhören müssen, die mir die Schuhe ausgezogen hat. Meine Mutter meinte dann doch tatsächlich zu mir, ich solle mich endlich mal zusammenreißen, ich könne mich doch nicht so hängen lassen und vor allem würde ich ja jetzt Tabletten bekommen und das schon seit fast zwei Wochen. Ich dachte, ich höre nicht richtig und sagte zu ihr, dass das genau die Antwort ist, die ich in dieser Situation hören will. Sie meinte dann, dass ich mich gehen lassen würde und in einen »Schlendrian« verfallen würde, wie lange ich das denn noch machen wolle. Ich habe ihr versucht klarzumachen, dass ich das nicht mit Absicht mache, dass es eben seine Zeit braucht, bis die Hormone die Wirkung zeigen, die sie haben sollen. Aber nö, meine Mutter hat es nicht verstanden.

Es ist schon hart, wenn Bekannte sich nicht wirklich für dein Befinden interessieren, aber dass einem die eigene Mutter sagt, dass man sich nur anstellt, das hat mich echt getroffen. Ich bin nur froh, dass mein Mann da 100 % Verständnis für mich hat und mich da auffängt und mir nicht auch noch das Gefühl gibt zu simulieren, als wenn das Ganze nicht so schon schlimm genug wäre. Ich glaube, demnächst antworte ich auf diese spezielle Frage nur noch mit: »Am besten geht es mir, wenn ich solche Fragen nicht beantworten muss.« ■

Mit Geduld und Zuspruch sollte das Umfeld dem Kranken helfen. Sprechen Sie über Ihre Ängste und Sorgen miteinander. Das Gespräch mit den Freunden und Familienangehörigen erleichtert es dem Hashimoto-Kranken, aber auch seinen Mitmenschen, mit der Krankheitssituation besser umzugehen, Perspektiven zu entwickeln und trägt zum gegenseitigen Verständnis bei. Allerdings ist es nicht immer erforderlich, jedem alles zu erklären. Es gibt Menschen, die nichts darüber wissen wollen, und es gibt natürlich auch Situationen, in denen lange Erklärungen nicht passend sind oder wirkungslos bleiben.

Gerade wenn es Ihnen selbst schlecht geht, sind Sie als Erkrankter sehr verletzbar. Versuchen Sie trotzdem auch das Unverständnis für Ihre Situation nicht persönlich zu nehmen. Manchmal ergibt sich später eine Gelegenheit, Ihre Probleme zu erklären. Als Betroffener hat man dann oft nicht nur die Krankheit zu tragen, sondern muss sich zudem auch noch gegenüber der Umwelt rechtfertigen. Das ist nicht immer leicht. Vielleicht tröstet es ein wenig, wenn Sie sehen, dass Sie mit diesem Problem nicht allein dastehen.

Dieselbe Erkrankte schrieb wenig später:

In Ruhe reden – Sonja, 31 Jahre

Ich schätze, ich reagiere im Moment auch einfach ziemlich übersensibel, die massiven Stimmungsschwankungen der letzten Wochen, dieses ewige Auf und Ab, und dazu habe ich noch das Problem, dass ich seit der L-Thyroxin-Einnahme erst mal so richtig zu spüren kriege, was eine Unterfunktion ist.

Ich hab ein super Verhältnis zu meinen Eltern, aber da war wohl das falsche Wort am falschen Ort – werd' sie morgen erst mal in die Arme nehmen und in Ruhe mit meiner Mutter reden. ■

Je bekannter die Hashimoto-Thyreoiditis wird und je mehr klar wird, dass sie mit unterschiedlichen Beschwerden, leichten oder schweren, einhergehen kann, umso einfacher wird es auch für Ihre Umwelt sein, Ihre Probleme wahrzunehmen.

Eine andere Hashimoto-Kranke macht einer ebenfalls Betroffenen Mut:

Lass dir nichts einreden – Kerstin, 31 Jahre

Es ist schwierig, eine Erkrankung zu haben, die von außen häufig mit Faulheit, Willens- oder Charakterschwäche und Simulieren gleichgesetzt wird. Mir wäre es auch manchmal lieber, ich hätte einen siebenfachen Knochensplitterspreißelbruch und könnte einen Gips tragen. Oder irgendwas anderes Sichtbares und von der Außenwelt als Krankheit Akzeptiertes. Du darfst nur nie dran zweifeln, dass es nicht an Deiner Willenskraft liegt. Lass Dir keine Faulheit einreden. Vielleicht bist Du noch nicht richtig eingestellt und es stehen noch ein paar Arztbesuche zur Klärung einiger Dinge aus. Ich dachte in meinen schlimmen Zeiten auch nicht, dass ich es schaffen würde, einen normalen Job zu machen. Aber es geht, und es geht inzwischen sogar ganz gut. ■

Die Erkrankung kann alte Freundschaften auseinander gehen, aber auch enger werden lassen. Treten Probleme auf, erkennt man oft, wer die wirklichen Freunde sind. Wer sich in einer schwierigen Phase nicht als Freund zeigt, war möglicherweise nie ein guter Freund. Vielleicht gibt es hier einen positiven Aspekt der Erkrankung, wie es eine Hashimoto-Kranke im Internetforum einmal so beschrieb:

Ich bin stärker geworden – Maria, 33 Jahre

Mein Hashi wurde entdeckt, weil ich unter Atemnot und sonstigen eigenartigen Symptomen litt. Ich bin außer Hashi körperlich gesund, nur damals, als ich noch nicht wusste, was mit mir los war, war ich mehr als nur verängstigt. Ich war sicher, dem Tode nah zu sein. Jedenfalls habe ich daraus gelernt, das Leben nicht einfach so laufen zu lassen, sondern zu genießen, sich an den kleinsten Kleinigkeiten zu erfreuen. Ich habe zwei kleine Kinder. Ich setze mich jetzt wieder hin und spiele mit ihnen. Und wenn sie noch so sehr auf meinen Nerven rumtanzen, dann freue ich mich eben, dass sie gesund und munter sind. Ich lass mir auch nichts mehr gefallen, früher hab ich aus lauter Gutmütigkeit vielen Menschen viele unangebrachte Bemerkungen durchgehen lassen, das ist vorbei. Ich bin durch meine Erkrankung einerseits verletzlicher, aber irgendwie dennoch stärker geworden.

Außer dass eine solche Diagnose nicht so wirklich erfreulich ist, so habe ich im letzten halben Jahr sehr viel über Menschen gelernt, oft war es nicht so erfreulich, aber in dieser Zeit hat sich sozusagen die Spreu vom Weizen getrennt, was Freundschaft und Familie angeht. Also hat mir meine Krankheit gewissermaßen Wahrheit gebracht – und das kann gar nicht schlecht sein. ■

Krankheitsverständnis beim Partner

Die Partnerschaft kann durch eine Hashimoto-Thyreoiditis belastet werden. Sowohl psychisch als auch körperlich verändert sich der Erkrankte. Auch wenn die Veränderungen durch eine Behandlung fast immer rückbildungsfähig sind, ist es manchmal für den Erkrankten und seinen Partner schwer zu verkraften, dass die Beschwerden solchen Einfluss haben können. Ein verständnisvoller Partner ist eine große Entlastung für Hashimoto-Kranke. Auch der Partner hat es dabei nicht immer leicht, da er Ihre Symptome nicht spüren kann und den Beschwerden oft ratlos gegenüber steht. Ohne Informationen über die Erkrankung können die Veränderungen schnell falsch gedeutet werden. Wichtig ist, dass Ihr Partner die möglichen krankheitsbedingten Beschwerden wie Traurigkeit, Müdigkeit, Gereiztheit oder Antriebslosigkeit nicht als Reaktion auf ihn selbst deutet, sondern als Symptom der Krankheit erkennt.

Eine junge Frau im Internetforum fragte nach Informationen über die Hashimoto-Thyreoiditis, da ihr Freund die Diagnose gestellt bekommen hatte. Sie erhielt folgende Antwort von einer ebenfalls Erkrankten:

Geduld vom Partner – Andrea, 35 Jahre

Ich persönlich wünsch' Dir viel Geduld … denn das ist es, was wir wohl oft brauchen … Geduld vom Partner, weil wir Schwankungen haben, ein Tag so, ein Tag so … und vielleicht selbst gar nicht so sind. Weil wir uns nicht fit fühlen … es aber gerne wären … das manchmal zum Ko… finden und keine Energie mehr haben, damit umzugehen … ich wünsch' Dir Verständnis … für die Wehwehchen …, … wenn er müde ist ohne Grund … und viel Liebe, um ihn zu begleiten. ■

Ein anderes Problem bei der Hashimoto-Thyreoiditis, das eine Partnerschaft beeinträchtigen kann, ist das verminderte sexuelle Verlangen.

Mein Freund versteht es nicht – Nicole, 29 Jahre

Seitdem Hashi bei mir festgestellt wurde (vielleicht schon eine gewisse Zeit davor), habe ich leider wenig Lust auf Sex. Ich habe schon gelesen, dass die Lust am Sex durch diese Krankheit abnimmt. Mein Freund leidet sehr darunter und wir haben oft Streit deswegen. Das macht mich mittlerweile selber unheimlich fertig. Ich leide selber sehr darunter. Aber die Lust fehlt halt. Vielleicht kann ich meinen Freund davon überzeugen, dass es von dieser Krankheit kommt. Und vielleicht versteht er es dann besser und unsere Beziehung leidet nicht mehr so doll darunter? ■

Die fehlenden Schilddrüsenhormone können ein Grund sein, dass die sexuelle Lust fehlt oder vermindert ist. Eine hormonelle Behandlung kann das Problem oft beheben oder bessern. Wichtig ist es, mit dem Partner darüber zu sprechen, dass auch hier die Hashimoto-Thyreoiditis eine Rolle spielen kann. Wenn schon vor der Krankheit eine wenig belastbare Partnerschaft vorhanden war, kann es schwierig werden, die Beziehung aufrechtzuerhalten. Krankheit kann einige Dinge »auf den Punkt bringen« und in einigen Fällen auch dazu führen, dass eine nicht tragfähige Partnerschaft beendet wird. Die Krankheit kann eine Belastungsprobe sein. Partner, die unter der Krankheit selbst zu leiden beginnen, sollten sich nicht scheuen, Hilfe von anderen anzunehmen.

Bestehen Sie gemeinsam die schwierige Zeit, kann Ihre Partnerschaft jedoch auch intensiver und wertvoller werden. Beide Partner müssen ihren Teil dazu tun, damit dies gelingt. Der Austausch mit anderen Erkrankten, das Sammeln von Informationen zur Krankheit und das verständnisvolle Gespräch können Ihnen helfen, die anstehenden Probleme gemeinsam zu tragen und zu überstehen.

Krankheitsverständnis der behandelnden Ärzte

Sicherlich hat jeder Erkrankte im Verlauf der Krankheit eine Reihe verschiedener Ärzte kennengelernt. Die Schilderungen von unerfreulichen Erlebnissen beim Arztbesuch übertreffen dabei auch heute noch bei Weitem die positiven Erlebnisse. Insbesondere bei schwierigem und hartnäckigem Krankheitsverlauf stoßen Erkrankte oft auf ärztliches Unverständnis.

Die harmloseste Krankheit, die es gibt? – Karola, 30 Jahre

Gestern sagte meine Internistin zur mir: »Sie haben die harmloseste Krankheit, die es überhaupt gibt. Das ist nichts … pille palle. Warum machen Sie sich so viele Gedanken über Werte und Einstellung und lesen noch dazu auf irgendwelchen Internetseiten. Leben Sie doch einfach in den Tag hinein und genießen das Leben.« Das würde ich ja gerne tun, wenn es mir richtig gut gehen würde. ■

Die überwiegend unkomplizierten Hashimoto-Verläufe führen dazu, dass einige Ärzte sich nicht vorstellen können, dass es Patienten mit einer großen Anzahl von Krankheitserscheinungen gibt. Der Patient wird als psychosomatisch krank eingestuft oder mit hilflosen Empfehlungen wie: »Denken Sie nicht so viel über Ihre Probleme nach, essen Sie einfach weniger und treiben Sie mehr Sport«, nach Hause geschickt.

Der Arzt lernt im Allgemeinen während des Medizinstudiums nur sehr wenig über die Hashimoto-Thyreoiditis. Erfolgt keine Vertiefung des Fachwissens durch Spezialisierung oder hat der Arzt keine eigene Erfahrungen mit Betroffenen, kann er auf die Fragen der Erkrankten keine befriedigende Antwort geben. Nur allzu schnell wird der Erkrankte vom nicht erfahrenen Arzt als psychisch krank, depressiv, als Querulant oder Hypochonder eingeordnet. Er bekommt oft sehr schnell ein Beruhigungsmittel verschrieben, ohne dass seine Beschwerden genau angehört werden.

Ein Mitglied des Hashimoto-Internetforums reimte aufgrund dieser Erfahrungen: »Fällt dem Arzt nichts Bessres ein, muss es gleich die Psyche sein.« Ein mittlerweile immer wieder angewendetes Zitat in der Diskussion unter den Erkrankten, die sich im Internetforum austauschen, mit dem sich Betroffene Mut machen und über unangenehme Arzterlebnisse hinwegtrösten.

Eine andere Beteiligte mit ähnlichen Erfahrungen reimte ebenfalls:

Gedicht: Hashimoto und Krankheitsverständnis

Da geht ein Patient zum Arzt,
weil der Körper wieder knarzt,
Ohrenweh und Gliederschmerzen,
Haarausfall, Klopfen am Herzen,
er kommt nicht aus dem Bett am morgen,
und das macht ihm eben Sorgen.
Der Arzt denkt: »Oh, mein Trauma,
da kommt die Hashimota«.
Denn wenn doch die Werte stimmen,
woher kommen all die schlimmen
Sachen, dass es ihr so geht,
wenn davon nichts im Lehrbuch steht?

Nicht, dass der Patient betrüge
oder seinen Arzt anlüge,
nein, da muss die Psyche her!
Dann ist alles gar nicht schwer.
Das Dumme ist, wenn gar am End'
glaubt das sogar noch der Patient,
drum ist das Gespräch sehr gut,
macht euch gegenseitig Mut,
nicht zu glauben alles gleich,
was gehört ins Märchenreich. ■

Es ist demnach sehr wichtig, einen Experten zu finden, der Spezialwissen und Erfahrung besitzt und zudem noch Geduld und Verständnis für den Erkrankten aufbringt. Der allgemein geringe ärztliche Kenntnisstand zur Hashimoto-Thyreoiditis führt leider immer noch bei zahllosen Betroffenen zu einem langen Leidensweg vor und auch nachdem die richtige Diagnose gefunden wurde.

Was kann ich meiner Psyche Gutes tun?

Machen Sie sich nicht verantwortlich für Ihre Krankheit oder für Symptome wie z. B. Übergewicht, Stimmungsschwankungen oder Müdigkeit. Sie haben sich die Probleme nicht ausgesucht. Wenn Sie durch die Krankheit beeinträchtigt sind, ist das keine Form der Charakterschwäche, auch wenn einige Menschen, mit denen Sie zusammenleben, dies vielleicht vermuten.

Wechseln Sie den Arzt, wenn Sie sich fachlich oder menschlich nicht gut behandelt fühlen.

Vertrauen Sie Ihrem Körpergefühl, denn nur Sie allein wissen, wie es Ihnen geht. Sie sind der Spezialist für Ihren Körper. Es ist wichtig, dass Sie selbst für Ihren Körper Sorge tragen. Dazu gehört auch, dass Sie Ihre Interessen beim Arztbesuch vertreten. Dies wird nicht immer, aber im Laufe der Zeit immer besser und häufiger gelingen. Der Betroffene, der sich selbst informiert und hilft, gewinnt an Selbstvertrauen und Sicherheit und hat damit bessere Chancen, beschwerdefrei zu werden. Scheuen Sie sich nicht, eine weitere ärztliche Meinung einzuholen. Ein guter Arzt wird dadurch nicht gekränkt sein.

Lassen Sie sich Zeit, mit der Krankheit vertraut zu werden. Niemandem wird es in wenigen Tagen gelingen, eine chronische Krankheit zu akzeptieren oder zu verstehen. Wenn Sie einen schwierigen Verlauf der Hashimoto-Thyreoiditis erleben müssen oder an weiteren Autoimmunkrankheiten leiden, wird es mitunter Jahre dauern, damit besser umgehen zu können. Rechnen Sie mit kleinen Rückschlägen oder überraschenden Symptomen. Aber denken Sie daran: Auch die schlechten Phasen gehen vorbei. Nehmen Sie sich Zeit für sich, soweit dies einzurichten ist. Tun Sie sich etwas Gutes, wann immer Sie können.

Nicht alle neu auftretenden Beschwerden lassen sich schnell erklären oder beseitigen. Es ist dabei nicht möglich, immer gelassen und geduldig zu sein. Oft ist es auch erleichternd, seiner Wut oder Traurigkeit einmal freien Lauf zu lassen. Ganz sicher ist »Zusammenreißen« kein geeignetes Mittel.

Im Gegenteil, wenn es Ihnen schlecht geht, können und sollten Sie auch Wut und Traurigkeit äußern. Stehen Sie zu Ihrem Ärger oder Ihrer Enttäuschung. Dies entlastet oft schon ein wenig.

Tauschen Sie sich mit anderen Erkrankten aus. Wenn es eine Selbsthilfegruppe in Ihrer Nähe gibt, können Sie sich dort mit anderen Betroffenen besprechen. Der Austausch mit anderen Erkrankten in Selbsthilfegruppen oder über das Internet kann Anregungen zur Besserung bringen und in schwierigen Phasen eine wichtige Stütze sein. Beachten Sie dabei, dass sich dort überwiegend die schwerer Erkrankten austauschen. Denjenigen, denen es gut geht und die mit ihrer Hashimoto-Thyreoiditis wenig oder keine Probleme haben, fehlt verständlicherweise der Leidensdruck, sich in Gruppen zusammenzufinden.

Meist kommt es durch eine gute hormonelle Einstellung und die unterstützende Behandlung, z. B. mit Antioxidanzien, allmählich wieder zu einer guten bis sehr guten Lebensqualität. Die meisten Betroffenen werden durch eine geeignete Therapie beschwerdefrei. Oft braucht es jedoch viel Geduld, bis eine Besserung spürbar wird. Lassen Sie sich nicht entmutigen.

Berichte von Betroffenen

Eine große Hilfe können Erfahrungsberichte von anderen Kranken sein. Zwar unterscheiden sich die Krankheitsverläufe in Dauer und Schweregrad oft erheblich, trotzdem ähneln sich viele Erfahrungen. Schilderungen von Menschen, die akute Krankheitsphasen erlebt und bewältigt haben, können eine wichtige Unterstützung sein. Auch Berichte von Betroffenen, denen es gelungen ist, sich mit den Problemen der Hashimoto-Thyreoiditis auseinanderzusetzen und sie in ihr Leben zu integrieren, können eine große Hilfe sein.

Eine Erkrankte schreibt nach einem Treffen der Selbsthilfegruppe dazu:

Wenn der Lebensmut verschwunden ist – Katharina, 29 Jahre

Mir ist bei unserem Austausch aufgefallen, dass eigentlich jeder von uns irgendwann (oder auch öfter …) an dem Punkt angelangt war, an dem sie/er dachte, es ginge nicht mehr weiter und aller Lebensmut verschwunden war. Wie schön, dass wir alle durchgehalten haben und uns gefunden haben. ■

Nachfolgend haben Hashimoto-Betroffene ihre persönliche Geschichte aufgeschrieben.

»Wenn Sie müde sind, schlafen Sie doch einfach« – Kerstin, 31 Jahre

Mitte der 1990er Jahre, ich war Mitte 20 und eben so mitten im Studium, trat ich meinen ersten Job als wissenschaftliche Hilfskraft an. Zu dieser Zeit begannen die ersten Probleme. Ich schlief sehr viel, nach der Arbeit war ich regelmäßig so erledigt, dass ich mich direkt nach Feierabend erst mal für zwei Stunden ins Bett verkroch. Dass andere direkt nach der Arbeit ins Fitnessstudio rannten und danach noch in die Kneipe, ignorierte ich. Am Wochenende lag ich lange im Bett, jede Minute freie Zeit nutzte ich, um Mittagsschlaf zu halten. Mein Mann wunderte sich später regelmäßig, wie man nur so exzessiv schlafen konnte, während er neben mir wach lag. Meine Verdauung spielte verrückt, ich hatte häufig direkt nach dem Essen starke Durchfälle (im Nachhinein stellte sich dies als eine mit Hashimoto häufig verbundene Laktoseintoleranz heraus). Mein Herz stolperte immer mal wieder heftig, mein Blutdruck war für mein Alter zu hoch. Meine Haut war trocken und schuppte sich, ich fror häufiger als andere. Aber diese Veränderungen brachte ich nie in einen

Zusammenhang. 1999 lernte ich meinen Mann kennen, Ende 2000 zogen wir zusammen. Während eines gemeinsamen Nikotin-Entzuges wurde mein Mann urplötzlich krank und war die nächsten Monate völlig außer Gefecht gesetzt, sodass ich massiv unter seelischem und körperlichem Stress stand. Meine sich massiv verschlimmernden gesundheitlichen Probleme schob ich auf die schlimme Situation, ebenso meine tiefe Verzweiflung und Depression. Ein halbherziger Arztbesuch zwischendurch endete mit dem Ratschlag: »Wenn Sie müde sind, schlafen Sie halt und gehen Sie viel an die frische Luft.«

Wenn ich nicht arbeiten musste, schlief ich am Tag 20 Stunden, die restliche Zeit versuchte ich irgendwie völlig planlos die anstehenden Dinge zu erledigen. Meine Arbeitskollegen attestierten mir ein scheußliches Aussehen, ich hatte 15 Kilo zugenommen (was ich natürlich auf die Raucher-Entwöhnung schob), war aufgedunsen und bleich, ich fühlte mich elend und fürchterlich krank. Ein erneuter Arztbesuch im April 2001 brachte es schließlich an den Tag: Mein TSH-Wert lag bei 58 mU/l. Meine Hausärztin empfahl mir dringend, mich von einem Nuklearmediziner gründlich untersuchen zu lassen – allerdings sah ich mich Wartezeiten von teilweise bis zu drei Monaten gegenüber, was in meinem Zustand auch »drei Jahren« oder »im nächsten Leben« gleichkam. Die nächstgelegene Uniklink nahm mich an, ich bekam die Standard-Untersuchungen, an deren Ende eine für mich unverständlich genuschelte Diagnose stand, ich hörte nur: »Seien Sie froh, dass Sie nicht Basedow haben«, bekam ein Rezept in die Hand gedrückt und wurde nach Hause geschickt. Ich schluckte brav mein Thyroxin – aber es tat sich gar nichts.

Ich begann, mich mit meinem Befund in der Hand, auf die Suche im Internet zu begeben. In diversen Selbsthilfeforen und auf Ärzteseiten lernte ich, dass meine Krankheit den eigenwilligen Namen Hashimoto-Thyreoiditis hatte, ich begriff die Zusammenhänge, eignete mir immer mehr Wissen an und wurde selbstbewusster. Vor allem aber traf ich endlich auf Menschen, die mich verstanden, die genau wussten, von was ich rede, und bei denen ich mich so geben konnte, wie ich war. Mein Freundeskreis und meine Familie nämlich sahen meine Entwicklung mit ganz anderen Augen: Sie machten sich wohl Sorgen um mich, verstanden aber nicht, dass gerade etwas Einschneidendes mit mir passierte. Eine Freundin jammerte schließlich: »Die redet auch nur noch über dieses Hashidingens«. Niemand schien zu erkennen, warum es so war. Dass ich nicht aus Faulheit nicht mehr mit ihr um die Häuser zog, sondern weil ich es körperlich nicht packte. Dass ich nicht anrief, weil mir selbst ein Telefonat mit meiner besten Freundin, früher oft täglich und stundenlang geführt, heute zu viel war. Dass ich meine Zeit nicht in Wartezimmern von Ärzten verbrachte, weil ich mich selbst zu wichtig nahm oder ein Hypochonder war. Der Austausch mit anderen Hashimoto-Kranken war wohl das Beste, was mir passieren konnte. Von den von mir besuchten Ärzten hatte nur ein Bruchteil wirkliches Wissen über Hashimoto, selbst die sogenannten Schilddrüsenspezialisten waren oft völlig überfragt, gaben dies aber nur in den seltensten Fällen zu und glänzten stattdessen mit falschen Diagnosen und Therapievorschlägen oder einfacher Ignoranz.

Ich bin wieder selbstbewusst geworden und habe die Verantwortung für mich und »mein Hashi« wieder in die eigene Hand genommen. Ich weiß, was mir gut tut, ich kenne meinen Körper und weiß auf ihn zu hören. Ich habe die Ziele in meinem Leben etwas verlagern müssen, das Studium habe ich als große Belastung aufgegeben – aber die große Karriere stand auf meiner Wunschliste sowieso nie ganz oben. Das Leben ist anders, anders als alles vorher war und anders als man es sich früher mal ausgemalt und erträumt hat. Aber anders muss nicht schlechter bedeuten. Ach, die Krankheit meines Mannes hat sich übrigens auch als Hashimoto herausgestellt. ■

Auch wenn es warm war, brauchte ich einen dicken Pullover
Norbert, 42 Jahre

Die Diagnose Hashimoto war fast ein Zufallsbefund. Ich hatte zwar seit mehreren Jahren schon diverse Zipperlein. Die Kollegen amüsierten sich darüber, dass ich bei Außentemperaturen von 25 °C immer noch mit dickem Pullover zur Arbeit erschien, aber ich fror halt schneller als andere. Zwei Jahre vor der Diagnosestellung im Herbst 2000 hatte ich einen leichten Motorradunfall gehabt. Seitdem war ich nicht mehr fit, die Strecken, die mich vorher in keiner Weise angestrengt hatten, waren mir nun zu weit. Eine Treppe, und ich musste nach Luft japsen, als hätte ich mindestens einen Kilometer gejoggt. Aber klar, ich habe eine sitzende Tätigkeit, treibe keinen Sport und bin eben eher ein träger Mensch. Aber das ist ja nicht krankhaft, da bin ich ja selbst schuld, ich könnte ja mal was für meine Kondition tun. Dann fiel mir auf einmal auf, dass ich nur noch einmal in der Woche Stuhlgang hatte. Wie lange das so war, bevor es mir auffiel, weiß ich nicht. Aber nachdem sich das nach einem halben Jahr immer noch nicht reguliert hatte, dachte ich doch daran, langsam zum Arzt zu gehen.

Innerhalb der letzten Jahre waren mehrere Untersuchungen durchgeführt worden. Wegen unklarer Herzprobleme war sogar schon eine Herzkatheteruntersuchung gemacht worden. Alle diese Untersuchungen brachten keinen Erfolg. Und nun dieser merkwürdige Stuhlgang. Also, endlich aufraffen und zum Arzt gehen. Normal ist das nicht! Der Arzt macht wieder alle möglichen Untersuchungen. Die Blutuntersuchung war natürlich obligatorisch. Wie seit Jahren erwartete ich leicht erhöhte Cholesterin- und Triglyzeridwerte, aber sonst alles unauffällig.

Zwei Tage später rief mich unser Hausarzt dann an und meinte, ich sollte mal zum Nuklearmediziner, ein Blutwert, der sonst höchstens 5 wäre, läge bei mir bei 41. Das würde auf eine Unterfunktion der Schilddrüse hindeuten. Inzwischen weiß ich, dass der Blutwert beim Hausarzt das TSH gewesen ist. Der Nuklearmediziner machte dann die Blutwerte TSH, fT4 und fT3. Die Blutergebnisse fielen so schlecht nicht aus. Der TSH-Wert war zwar immer noch zu hoch, aber die Schilddrüsenhormonwerte waren noch innerhalb des Normbereiches.

Nun bekam ich Schilddrüsenhormone. Und auf einmal merkte ich, was bisher alles nicht in Ordnung gewesen war, dass meine schlechte körperliche Verfassung nicht auf mangelndes Training, meine langsame, aber stetige Gewichtszunahme nicht auf falsche Ernährung zurückzuführen war, ja dass selbst der warme Pullover bei angenehmen Außentemperaturen keine Eigenart von mir, sondern eben durch eine Schilddrüsenunterfunktion bedingt war.

Inzwischen besteht die Diagnose Hashimoto seit fast drei Jahren und in dieser Zeit musste die Dosis auch mehrfach angepasst und sogar von einem reinen Monopräparat mit T4 auf ein Präparat umgestellt werden, das sowohl T4 wie auch T3 enthält. Aber ich muss sagen, so gut, wie es mir seit Diagnosestellung mit den Schilddrüsenhormonen geht, ist es mir die ganzen Jahre vorher nicht gegangen. Natürlich habe ich manchmal mit irgendwelchen Beschwerden zu tun, aber auch Menschen ohne Schilddrüsenerkrankung können nicht jeden Tag Bäume ausreißen. ■

Das Leben hat sich geändert – Johanna, 41 Jahre

Wie war ich vor Hashimoto? Sicherlich sehr ehrgeizig, zielorientiert, verantwortungsbewusst, aber auch hilfsbereit. Für mich ist es wichtig, die Kontrolle zu behalten, möglichst viel lesen, wissen, um niemandem ausgeliefert zu sein. Mein Physikstudium habe ich mit »sehr gut« beendet. Das bedeutet nicht, dass mir alles zugeflogen ist, sondern es war wirklich harte Arbeit – sieben Tage die Woche, oft bis in die Nächte hinein, »Forschungsferien« statt Semesterferien … – aber ich war in dieser Zeit auch wirklich so belastbar und es gab einen großen Spaßfaktor dabei. Ich habe in dieser Zeit und auch später im Beruf schon gelernt, über meinen Schatten zu springen, auch Sachen für mich persönlich durchzusetzen. Ich hatte in der Zeit mein Leben gut im Griff, war extrem belastbar und dabei immer ein eher ruhiger, ausgeglichener Mensch.

Ich habe geheiratet und wir haben unser erstes Wunschkind bekommen. Eigentlich war geplant, dass ich nach sechsmonatiger Pause wieder Teilzeit arbeite, aber dann kam durch meinen Mann ein dreijähriger Auslandsaufenthalt dazwischen und ich habe den vollen Erziehungsurlaub genommen, in der Zeit ein zweites Wunschkind bekommen und insgesamt fünf Jahre pausiert. Während dieser fünf Jahre kam es vermutlich zu der Schilddrüsenerkrankung. Als Auslöser kommen mehrere Dinge in Betracht, die Hormonumstellung durch die Schwangerschaften und der Tod meiner Mutter. Das war extremer Stress. Umzug zurück nach Deutschland, Häuschenbauen und 1 ½ Jahren später ein Unfall, durch einen Küchenbrand mit enormem Schaden im gesamten Haus und der Stress, möglichst schnell, vor allem für die Kinder, wieder »Normalzustände« zu schaffen.

Ja, und was war jetzt anders mit mir? Bei mir wurde Hashimoto erst diagnostiziert, als ich bereits massiv in der Unterfunktion war. Ich war träge, denkfaul und sehr, sehr müde. Die Augen haben leicht getränt. Ich hatte Probleme beim Sehen. Die Schleimhäute waren trocken. Ich hatte Zyklusprobleme, eigentlich seit den Schwangerschaften. Aber so richtig beeinträchtigend wahrgenommen habe ich das gar nicht. Ich selbst hatte von mir schon noch den Eindruck zu funktionieren, den Kindern gegenüber allerdings häufig ein schlechtes Gewissen, weil ich so wenig mit ihnen unternommen habe. Wenn ich nicht gemerkt hätte, dass ich meine Schilddrüse vergrößert hat, wäre ich nicht zum Arzt gegangen.

Die Belastbarkeit, alles was in Richtung Stresstoleranz geht, ist deutlich geringer geworden bzw. nicht mehr vorhanden. Früher habe ich Kurse gehalten, Gremienarbeit gemacht. Heute habe ich Herzklopfen, wenn ich mich bei einem Elternabend vorstellen muss. Selbst ein Arztbesuch ist heute Stress für mich. Ich reagiere auch richtig körperlich mit erhöhtem Puls und Blutdruck. Nach dem Erziehungsurlaub habe ich Teilzeit gearbeitet. Die Arbeit war zu viel. Diese Situation war nicht neu, ich kannte sie von früher und habe mich damals schon zu wehren gewusst, jetzt saß ich bei meinem Chef und kämpfte nur mit den Tränen.

Ich kann mich an ein Gespräch erinnern, das ich in dieser Zeit mit meinem Mann geführt habe, in dem ich ihm sagte, ich kann es nicht mehr, ich habe keine Ellbogen mehr, ich bin so viel empfindlicher geworden. Damals habe ich es auf die veränderten Lebensumstände durch die Kinder geschoben, veränderte Prioritäten, die Diagnose Hashimoto kam erst später. Nach einem Jahr Teilzeitarbeit habe ich dann gekündigt. Es war nur eine Quälerei, vielleicht war ich auch schon nicht mehr so leistungsfähig. Es kamen Wutausbrüche dazu, in Stresssituationen, wenn mir alles über den Kopf gewachsen ist. Irgendwann habe ich ganz erschrocken erkannt, dass es immer nach demselben Schema abläuft. Ich bin ausgerastet, wenn die Kinder Motocrossfahren durch die Schlammpfützen gespielt haben und die Klamotten hinterher von alleine standen. Ich war früher ein ruhiger ausgeglichener Mensch, den so etwas garantiert nicht derart aufgeregt hätte, die Waschmaschine hat es doch wieder sauber bekommen. Ich habe auch das Gefühl, das Denken verändert sich. Es kommt zu einer Fixierung auf ein bestimmtes Thema, das immer und immer wieder im Kopf durchgekaut wird und ein Abschalten ist einfach nicht möglich.

Als ich in die Unterfunktion gerutscht bin, war ich dann träge und nahm zu. Nicht nur körperlich träge, sondern auch geistig einfach denkfaul. Zu faul, mir Geschichten für die Kinder auszudenken, zu faul, mir selbst Sachen für meine Hobbys auszudenken, am Ende sogar zu faul, mich um meine Pflanzen zu kümmern – wann wären die Kinder dran gekommen? Wenn die Kinder im Bett waren, war auch ich zu nichts mehr zu gebrauchen. Früher war es für mich selbstverständlich, abends noch etwas zu tun, nach dem Studium mehr im Hobbybereich als für die Arbeit, jetzt konnte ich mich zu nichts mehr aufraffen. Mein Kopf hat nicht mehr funktioniert, aber mir war es nicht bewusst. Beim ersten Termin beim Endokrinologen – er hat mir gleich Schilddrüsenhormone verschrieben – konnte ich mir nicht mal die drei Zahlen merken, wie ich die Tabletten in den nächsten sechs Wochen steigern sollte. Er musste es für mich aufschreiben. Hat er aber auch kommentarlos gemacht. Mit der Einnahme der Schilddrüsenhormone kam die Gedächtnisleistung wieder. Wenn mich eine Sache interessierte und ich sie mir merken wollte, konnte ich es wieder. Ich konnte mich wieder über bestimmte Zeitintervalle zusammenreißen, konzentrieren und so arbeiten wie früher. Ich war auch wieder aktiver, nicht mehr so müde, habe wieder angefangen, Musik zu hören.

Irgendwann gab es wieder Probleme. Ich hatte drei bis vier Gedanken gleichzeitig im Kopf. Ich dachte manchmal, ich werde verrückt. In der Zeit kamen auch körperliche Symptome dazu, Herzrasen, hoher Blutdruck. An der Hormondosis sollte ich nichts ändern. In der Zeit hat es auch angefangen, dass ich nicht mehr alltagstauglich war. Ich habe wichtige Termine vergessen. Ich bekam dann sogar Probleme bei den ganz normalen Haushaltsarbeiten, z. B. Kaffeekochen ohne Kaffeekanne. Einmal wollte ich Mineralwasser aus dem Keller holen und habe es geschafft, den Korb mit den leeren Flaschen unten hin zu stellen und ohne Mineralwasser wieder hoch zu kommen. Autofahren wurde chaotisch und damit gefährlich. Vorfälle dieser Art häuften sich über den Tag und haben mich enorm belastet. Ich habe sehr lange versucht, das mit Zusammenreißen in den Griff zu bekommen, aber irgendwann ging es einfach nicht mehr. Ich habe oft, wenn mein Mann abends heimkam, nur noch geheult. Die Schilddrüsenwerte waren damals normal, nur fT3 knapp unterhalb des unteren Grenzwertes. Es ging sicher auch in Richtung Depressionen, wobei mir als Laie die richtige Zuordnung natürlich schwerfällt.

Ganz auffallend war auch ein extremes Empfinden von Mitleid. Eine Bekannte von mir hat auch Hashimoto. Als es ihr während der Einstellungsphase sehr schlecht ging, habe ich mitgelitten und war auch todtraurig – es war für mich richtig belastend. Mitleid ist mir von früher her nicht fremd, aber jetzt war meine Reaktion einfach nicht angemessen. Es ist mir sehr schwer gefallen, mit meinem Facharzt über diese Probleme zu sprechen. Da war und ist sicher die Angst, in die Psychoecke gestellt zu werden – unangenehm ist es mir auch.

Seit ich jetzt die Kombination aus den Schilddrüsenhormonen T3 und T4 nehme, ist vieles besser geworden. Die ganzen kleinen Alltagsdinge sind kein Problem mehr. Ich brauche mich nicht mehr den ganzen Tag darauf zu konzentrieren, um zu funktionieren. Ich bin wieder ausgeglichener, Wutanfälle oder ähnliches kenne ich im Moment gar nicht mehr. Wie es jetzt mit der Stresstoleranz aussieht, kann ich nicht sagen. Ich genieße im Moment eine ruhige Zeit und freue mich sehr darüber.

Unser Leben hat sich durch meine Erkrankung schon verändert. Im Moment habe ich einen Zustand, mit dem ich zurechtkomme. Ich bin zufrieden mit der Situation, wie sie heute ist. Ich habe einen lieben Mann, der mich unterstützt, mir hilft und auch viel Rücksicht nimmt. Die Kinder verstehen noch nicht so viel – aber sie werden größer und vernünftiger. ■

Diagnose Hashimoto – eine Erleichterung – Thomas, 32 Jahre

Die Diagnose »Hashimoto« bedeutet für Mediziner eine Autoimmunkrankheit, die mit Thyroxin behandelt wird. Für die Betroffenen aber – von denen ich im Internet viele kennengelernt habe – kann Hashimoto die Ursache dafür sein, dass ihnen ihr Leben entglitten und ihre Beziehung gescheitert ist, dass sie ihren Job nicht mehr machen konnten und an allem, vor allem sich selbst, gezweifelt haben und verzweifelt sind. Für mich war die Diagnose daher auch eine gewisse Erleichterung, weil sie für mich eine Erklärung für etwas war, was ich mir vorher nicht erklären konnte.

Kennt jemand den Roman »Fegefeuer der Eitelkeiten« von Tom Wolfe? Das Buch handelt von einem New Yorker Börsenmakler, der alles hat, und alles wieder verliert. In der Verfilmung läuft Hauptdarsteller Tom Hanks am Anfang durch ein Büro, alle schauen zu ihm auf und er sagt sich »Ich war ein Master of the Universe …«. Wie ich darauf komme? Genauso kam ich mir auch vor, als ich vor etwa drei Jahren bekannte Computerfirmen beriet, Fachartikel für diverse Medien verfasste und nebenher an der Börse spekulierte und meinen Uniabschluss vorantrieb. Grenzen? Doch nicht für mich, dachte ich zumindest damals. Irrtum. Zuerst kriselte es in der Beziehung, weil ich mich immer stärker abkapselte. Nach einer wirklich nervenaufreibenden Trennung lernte ich eine neue Frau kennen und in der ersten Verliebtheit hing der Himmel voller Geigen. Jetzt sah mein Tagesablauf wie folgt aus: morgens ins Büro, bis 18:00 Uhr arbeiten, danach bis etwa 22:00 Uhr Magisterarbeit schreiben, dann Wechsel ins Privatleben. Welches Privatleben?

Zurückblickend glaube ich, dass nur meine Selbstdisziplin mich damals aufrechtgehalten hat. Ich war gereizt, fror ständig, wurde immer blasser und schlapper, verlor Gewicht und hatte keine Lust mehr, andere Menschen zu sehen, einschließlich der besten Freundin von allen. Die Abende verbrachte ich konsequenterweise am liebsten allein zu Hause, begleitet von reichlich Rotwein. Mit der Zeit wurde ich richtig erfinderisch darin, Vorwände zu finden, damit sie nicht bei mir übernachtet. Folgerichtig entschied sie sich nach ein paar Monaten, mich zu verlassen, was ich aus heutiger Sicht für absolut nachvollziehbar halte. An dieser Stelle fällt mir ein altes Chanson von Hildegard Knef ein, in dem sie von immer wieder neuen Katastrophen singt und wenn man denkt, schlimmer kann es nicht mehr kommen, setzt der Refrain ein: »Von da an ging's bergab«. Es fühlte sich an, als hätte mir jemand komplett den Teppich unter den Füßen weggezogen. Von Kindheit an bin ich mit meinen Problemen eigentlich immer recht gut allein klar gekommen, aber sämtliche Strategien, die ich vorher angewendet hatte, versagten auf einmal den Dienst. Ich verbrachte die meiste Zeit grübelnd allein, verfiel mehr und mehr in Depressionen und gleichzeitig in Panik bei dem Gedanken, allein zu sein. Unlogisch? Das erschien mir damals nicht so. Als mein Schatz mir auf mein Drängen mitteilte, dass eine neue Chance nur dann erfolgversprechend sei, wenn ich meine Probleme in den Griff bekomme, entschloss ich mich endlich, meinen Zustand als unnormal zu akzeptieren und zum Arzt zu gehen.

So ein Blutbild hatte mein Hausarzt nach eigener Aussage noch nie gesehen – Anämie, Eisenmangel, Vitamin-B12-Mangel, schlechte Leberwerte und Schilddrüsenparameter vom allerfeinsten, mit einem TSH-Wert von über 70. Diagnose: Hashimoto und perniziöse Anämie. Auf die Schilddrüse hätte ich auch vorher kommen können, da bereits meine Schwester Hashimoto hatte. Aber Schilddrüse ist doch eine Frauenkrankheit – oder? In meinem Fall leider nicht.

Aber wie ich heute weiß, habe ich damals die Talsohle durchschritten. Von da an ging's nämlich bergauf. Als mein einfühlsamer Radiologe versuchte, mir schonend beizubringen, dass ich von nun an »das ganze Leben« Tabletten schlucken müsste, konnte ich dem Mann wieder ins Gesicht lachen und ihn fragen, ob das alles ist. Der verblüffte Gesichtsausdruck hat ziemlich gut getan. … Mittlerweile kann ich sogar wieder guten Gewissens sagen, dass es mir gut geht. Aber ich weiß auch, dass ich viel Glück gehabt habe, vor allem mit den Menschen in meinem Umfeld: meine Freunde, meine (Wieder-) Lebensgefährtin, mein Hausarzt und mein Kollege, der mir im Job lange den Rücken freigehalten hat. Aber auch wenn es mir gut geht, merke ich die Krankheit immer wieder. Ich bin heute nicht so stressresistent wie früher, meide Menschenansammlungen und auch meine körperliche Leistungsfähigkeit schwankt. Als »Hashi« neigt man dazu, jede Unpässlichkeit in diesen Kontext zu integrieren. Aber in Wirklichkeit haben auch andere, »normale« Menschen einmal schlechte Tage, fühlen sich mies, glauben, dass sich die ganze Welt gegen sie verschworen hat. Wenn ich mich umschaue, gibt es erheblich mehr Menschen, denen es schlechter geht als solche, denen es besser geht als mir. Statistisch betrachtet würde ich mich da im Mittelfeld mit positiver Tendenz ansiedeln – das ist doch nicht schlecht! Inzwischen habe ich mit meiner Freundin einen Hund aus dem Tierheim geholt und wir schmieden gemeinsam Zukunftspläne. That's life – vielleicht kann man es Fatalismus nennen, aber ich habe mich damit arrangiert und glaube, dass ich glücklich bin. Muss man das nicht sein, wenn man überzeugt ist, dass die Zukunft noch besser wird als die Gegenwart? ■

Ich bereite mich auf den schwarzen Gürtel im Judo vor – Franziska, 27

Nach einem Auslandsaufenthalt, den ich im Gegensatz zu meinen deutschen Mitstreitern ohne große Gewichtszunahme überlebt habe, ging mein Gewicht plötzlich ordentlich nach oben. Zunächst habe ich mir nicht viel dabei gedacht, da ich mit Sport aufgehört hatte, aber nachdem ich dann immer weniger gegessen hatte und ein fürchterliches Schlafbedürfnis hatte, habe ich von meiner Tante, die selbst keine Schilddrüse mehr hat, den Rat bekommen: »Mensch, lass mal nach Deiner Schilddrüse schauen.«

Hab ich dann auch brav gemacht und habe eine Unterfunktion diagnostiziert bekommen, woraufhin ich Thyroxin von der Ärztin verschrieben bekam. Die Tabletten habe ich dann auch immer fleißig geschluckt. Ich hab es gewagt, einmal nachzufragen, was das denn für eine Krankheit sei und bekam keine Antwort. Danach hab ich mich nicht mehr getraut und nur vertraut, ein großer Fehler. Es ging allerdings nicht wirklich besser, nur hatte mich das nicht weiter gekümmert, da einige Praktika im doch sehr angefüllten Chemiestudium anstanden und im Anschluss danach gleich die Diplomprüfungen, von denen ich bis heute nicht wirklich weiß, wie ich sie so gut geschafft habe, da ich meine Zeit eher schlafender- als lernenderweise in der Unibücherei verbracht habe.

Zwischendrin bin ich weiterhin brav zu den Nachuntersuchungen gegangen und die Dosis wurde mal hoch, mal runter gesetzt und auf meine Gewichtsprobleme kamen die typischen Antworten, von wegen mehr Sport, weniger essen. Ich hab beides ernst genommen und doch wieder mit Sport, in meinem Fall Judo, angefangen. War am Anfang ein hartes Brot, aber da der braune Gürtel anstand und ich mir keine Blöße geben wollte, hab ich mich durchgebissen. Dadurch hat sich auch eine kleine Gewichtsreduktion eingestellt und ich war erstmal zufrieden. Gegen die Müdigkeit habe ich mit Unmengen von Kaffee und Adrenalin angekämpft und habe es auf den Stress geschoben, denn die Diplomarbeit wollte geschrieben und der Gürtel gemacht werden. Habe auch beides mit einer »eins« geschafft und danach hat es mir mein Körper gedankt, indem er gesundheitsmäßig auf Talfahrt gegangen ist.

Da es in meinem Fach (Chemie) ohne Promotion nur bedingt möglich ist, eine Arbeit zu bekommen, stand eine Doktorarbeit für mich auch außer Frage. So fing ich mit der Promotion an und bekam erst mal eineinhalb Jahre nichts hin, da sich so nette Lebensbegleiter wie ohnmachtsartige Müdigkeitsanfälle, Eisenmangelanämie, Asthma, diverse Kreuzallergien zum Heuschnupfen und Blähungen (sodass ich dachte, ich wäre im 6. Monat schwanger) einstellten, wobei sich in Bezug auf die Arbeit eigentlich nur die Müdigkeit sehr unvorteilhaft ausgewirkt hat. Nach einem Arztbesuch bekam ich Eisen, was nicht half, und machte eine Antipilzdiät, was auch nicht wirklich half. Ich bekam ein bisschen mehr Schilddrüsenhormon, was auch ein wenig half. Es wurde aber nicht wirklich besser und ich wurde das Gefühl nicht mehr los, dass mit meinem Körper doch etwas im Argen liegt. Weil mir kein Arzt sagen konnte, was denn nun ist, habe ich mich selbst auf die Suche begeben und Informationen über Hashimoto entdeckt und ein wunderbares Aha-Erlebnis gehabt.

Danach konsultierte ich dann eine Endokrinologin (habe auch auf Anhieb wirklich Glück bei der Arztwahl gehabt) und habe eine neue Dosis bekommen. Das Doppelte meiner bisherigen Dosis. Der erste Ultraschall meiner Schilddrüse wurde gemacht und alle wichtigen Blutwerte bestimmt. So bekam ich dann auch die richtige Diagnose Hashimoto doch immerhin fast vier Jahre nach der ersten Diagnose. Ich habe dann noch mit Zink, Selen und Vitamin B angefangen und auf einmal ging es mir so gut wie schon lange nicht mehr. Meine Arbeit klappte wieder einigermaßen und ich nahm als nächstes Ziel den schwarzen Gürtel in Angriff.
Nur die Blähungen machten noch zu schaffen und müde war ich auch immer noch, doch an der Einstellung lag es nicht mehr, da befand ich mich schon an der oberen Grenze und rein gefühlsmäßig wollte ich nicht mehr Hormone nehmen. Also hab ich wieder alles selbst in die Hand genommen und siehe da: Sprue (Zöliakie) wurde festgestellt. Seit ich glutenfrei lebe, habe ich wirklich das Gefühl, wieder ganz die alte zu sein bis auf ein paar wenige Tage, die nicht ganz so toll sind. Ich kann fast jeden Tag Sport machen (jetzt auch wieder auf Ausdauer) und habe in einem Vierteljahr die langersehnte Dan-Prüfung. Ich habe es geschafft, im Chemielabor so viele Ergebnisse zusammen zu bekommen, dass ich endlich eine Veröffentlichung schreiben kann. Meinen Doktor kann ich so hoffentlich in einem Jahr abschließen und dann geht es auf Arbeitssuche.
Alles in allem kann ich nur sagen, dass man das Kämpfen nie aufgeben sollte. Ich weiß auch, dass es viele gibt, denen es schlecht geht mit Hashimoto, aber man sollte sich nie aufgeben. Das Leben kann sehr schön sein, auch wenn es manchmal nicht danach aussieht. Es sei noch bemerkt, dass ich vor und auch noch zu Beginn der Krankheit eine Beziehung hatte, in der ich massiv misshandelt wurde und durch den Partner den Kontakt zu meiner Familie verloren hatte. Die Zeit war nicht einfach, aber das gehört nicht hierher. Was ich damit sagen will ist, dass es sich lohnt, um ein schönes Leben zu kämpfen, auch wenn man es krankheitsbedingt so schwer hat, dass vielleicht nur einige Tage gut sind, aber das kann schon viel wert sein. ■

Ich habe durch die Krankheit viel dazugelernt – Tanja, 33 Jahre

Endlich! Ich fühle mich wieder wie ich selbst. Mir geht's seit etwa vier Monaten wieder gut. Normal, das Wort hat jetzt einen wunderbaren Klang für mich. Der Ausbruch der Hashimoto-Thyreoiditis vor schätzungsweise einem Dreivierteljahr hat mich hart erwischt: Ich hatte einige Monate davor mit dem Rauchen aufgehört, was nach elf Jahren Kette nicht leicht war und mich in meinen Grundfesten gebeutelt hat, ja, in eine Lebenskrise gestürzt hat. Ich hatte gerade die heftigste Zeit überwunden, als wohl die Überfunktion begann. Das wusste ich zu der Zeit aber nicht: Ich habe die Symptome der Überfunktion anfangs als »Entzugsrückschlag« gewertet. Es war entsetzlich. Ich konnte nicht mehr durchschlafen, war rastlos und immer schlecht gelaunt. Oft musste ich von einer Minute auf die andere ohne Vorwarnung und ohne Grund einfach losheulen und konnte erst nach ein, zwei Stunden wieder aufhören. Außerdem hatte ich einen Hunger, der kein Ende fand. Entsprechend habe ich viel gegessen und natürlich trotz täglichem Sport zugenommen.

Ich dachte: Oh je, meine Nikotinabhängigkeit ist schlimmer als angenommen, wenn diese mich dermaßen aus dem Gleichgewicht wirft. Ich ging zu einer psychologischen Beratungsstelle – mir wurde eine Psychoanalyse nahegelegt, mindestens drei Jahre, zweimal wöchentlich. Ich konnte es nicht fassen: Was hat mich so fertig gemacht? Wie konnte ich so ein Psychowrack werden? Ich spürte nach Gründen, nach Auslösern. Da ich annahm, dass der Entzug an allem Schuld ist, und ich wusste, ich will nicht wieder anfangen zu rauchen, ging ich zu meinem Hausarzt, der eine atrophische Hashimoto-Thyreoiditis diagnostizierte. Die Depressionen, der ständige Hunger, die Schlaflosigkeit, die Nervosität, die Unruhe, die leichte Reizbarkeit – alles erklärte sich plötzlich. Klar, ich war geschockt von der Diagnose, aber auch erleichtert: Endlich wusste ich, was mit mir geschieht. Es gab eine Erklärung, die Sinn machte. Hauptsächlich habe ich mich im Internet schlau gemacht und gelernt, alles selbst in die Hand zu nehmen und nicht den Ärzten zu überlassen.

Erst später habe ich es geschafft, die Krankheit in den Griff zu bekommen und mich nicht von der Krankheit bestimmen zu lassen. Ich habe gelernt, eigenverantwortlich zu handeln. Dabei hat mir die Therapie unglaublich geholfen, die ich begleitend zur Schilddrüsenhormon-Einnahme angefangen habe. Meine Therapeutin war eine überaus wichtige Stütze für mich. Schließlich war meine Beziehung schon mehr als genug belastet worden – ich war ja plötzlich eine ganz andere Frau. War ich davor immer die Ruhe und Gelassenheit selbst, wurde ich zu einer aufbrausenden, ungeduldigen und stets gereizten Furie.

Aus dem positiven Mensch, der gut gelaunt in jeden Tag geht, war eine übellaunige Miesmuschel geworden. Misstrauisch allem und jedem gegenüber. Alle wollen mir etwas Böses, da war ich sicher. Ich haderte mit dem Schicksal: „Warum ausgerechnet ich?« (Bis ich feststellte, dass in meinem Freundeskreis gleich zwei Frauen auch Hashimoto haben.) Ich wollte wieder abnehmen, aber wusste nicht wie. Ich hantierte mit verschiedenen Diät-Ansätzen herum. Erst Atkins, dann Montignac. Zusätzlich zu meinem fast täglichen Karate-Training joggte ich jeden Morgen vor der Arbeit.

Wirklich besser wurde es, seit ich 75 µg L-Thyroxin nehme. Ich versuche, mein Schicksal anzunehmen und Hashi als einen Teil von mir zu sehen. Klar muss ich noch mehr darauf achten, was ich esse und trinke. Das musste ich auch früher, da ich schon immer zum Zunehmen neige. Ich ernähre mich vollwertig und vermeide Fett. Fleisch esse ich sowieso seit 15 Jahren schon nicht mehr. Zucker gibt's gar nicht mehr, Koffein nur in grünem Tee. Früher war ich ein Koffein-Junkie. Auch den Alkoholkonsum habe ich sehr eingeschränkt. Ich mache jeden morgen Gymnastik und fast jeden Abend Sport. Das brauche ich einfach als Ausgleich. Und ich versuche, nicht daran zu denken, was für eine tolle Figur ich haben würde, hätte ich nicht Hashi. Meistens gelingt mir das mittlerweile auch. Zur Entspannung mache ich Tai-Chi und autogenes Training. Überhaupt versuche ich, mich nicht selbst so rücksichtslos auszubeuten, sondern sensibler mit mir, meinen Gefühlen und Befindlichkeiten umzugehen. Ja, man darf auch mal müde und lustlos sein.

Mein Leben hat sich natürlich komplett geändert. Aber ich begreife das als Chance. Denn es gibt meinem Leben eine andere Intensität. Ich freue mich jeden Tag aufs Neue, dass es mir gut geht, ich mich normal fühle. Wenn etwas mal nicht rund läuft, achte ich darauf, nicht einfach alles auf die Krankheit zu schieben, sondern erst einmal genau hinzusehen und nachzuspüren, was die Ursachen sein können. In meiner Beziehung liegt nach dieser Zeit der Extreme manches im Argen. Aber glücklicherweise habe ich einen tollen Freund und zusammen bekommen wir das wieder hin. Auch da ist es so, dass sich die Qualität und Intensität der Beziehung erhöht hat. Überhaupt habe ich im letzten Jahr so viel über mich, meinen Partner und auch über meine Freunde erfahren, wie zuvor lange nicht. ■

Ich lass mich nicht unterkriegen – Christian, 19 Jahre

Angefangen hat alles vor gut zwei Jahren. Ich war 17 Jahre alt und ging in die 11. Klasse des Gymnasiums. Ich führte zu dieser Zeit auch ein eher exzessives Leben, hatte viel Stress, zu wenig Schlaf, rauchte viel und ernährte mich ungesund, um nur einiges aufzuzählen. Schon seit einigen Monaten kränkelte ich vor mich hin, fühlte mich antriebslos und irgendwie ausgebrannt. Im Frühjahr 2001 bekam ich dann einen Infekt (im Nachhinein gesehen hatte ich höchstwahrscheinlich den EBV-Virus), mit dem ich zwei Wochen flach lag. Der ging dann nahtlos in eine Mittelohrentzündung über. Danach habe ich mich nicht mehr richtig erholt.

Ich hatte auf dem linken Ohr einen leichten Tinnitus und bekam immer wieder Schwindelattacken. Dazu kamen allgemeine Schwäche, Konzentrationsstörungen, kribbelnde Arme und Beine usw. Damit habe ich mich noch einige Wochen herumgeschleppt, bis ich dann zum Allgemeinmediziner gegangen bin. Der machte ein kleines Blutbild, ohne Schilddrüsenwerte, nach dem ich angeblich kerngesund war. Wieder schleppte ich mich einige Wochen, bis ich es mit den Schwindelanfällen einfach nicht mehr aushielt. Ich ging zum HNO-Arzt, der eine Gleichgewichtsfunktionsstörung im linken Innenohr diagnostizierte. Ich war natürlich erstmal froh, eine Diagnose zu haben. Der Arzt verschrieb mir dann dagegen Medikamente, die aber kaum etwas brachten. Diese nahm ich über mehrere Monate hinweg, aber die Schwindelanfälle besserten sich nur ganz langsam. Bis zu den Sommerferien schaffte ich es auch noch in der Schule und schloss das Schuljahr ab.

Danach suchten wir eine Heilpraktikerin auf, die mit Bioresonanztherapie arbeitete. Die stellte eine Menge fest, z. B. Darmpilze, Elektrosmog-Belastung etc., verschrieb mir dutzende Fläschchen und Tabletten, aber auch dies brachte kaum etwas.

Mit der Zeit machte ich auch immer weniger mit meinen Freunden, ging abends kaum noch auf Tour, weil ich einfach keine Kraft dafür hatte. Im neuen Schuljahr, in der 12. Klasse, in der dann ja schon alles fürs Abitur zählt, schaffte ich es dann einfach nicht mehr und brach das Schuljahr ab. Wir suchten einen anderen Arzt auf, der eine umfangreiche Untersuchung im Krankenhaus veranlasste. Dort kam ich dann in die Neurologie. Schon beim Eingangsgespräch meinte der Professor, dass dieses »Phänomen« bei jungen Menschen öfters mal vorkommt, und dass man das mit ein paar Sitzungen beim Psychologen in den Griff bekommt. Diese Diagnose stellte er, ohne mich zu untersuchen. Der gleiche Arzt stellte am nächsten Tag bei der Blutuntersuchung eine Schilddrüsenunterfunktion fest. Ich hatte einen TSH von 16, T3 und T4 waren noch grenzwertig. Bei weiteren Untersuchungen wurde dann eine Hashimoto-Thyreoiditis diagnostiziert.

Mein Hausarzt, der mich ins Krankenhaus überwiesen hatte, teilte mir mit, dass dies eine ganz seltene Erkrankung sei. Insgesamt hatte er kaum Ahnung von dieser Krankheit. So verschrieb er mir zu Beginn der Hormontherapie gleich L-Thyroxin 125 µg, was mich natürlich total in die Überfunktion brachte.

Nachdem ich bei mehreren sogenannten »Spezialisten« war, die mich alle nicht weiterbrachten, begann ich im Internet zu forschen und Bücher zu lesen. Und es war schon erschreckend, wie sehr man sich in den Erfahrungsberichten von anderen Betroffenen teilweise wiederfand. Und das, obwohl ja Hashimoto nach Meinung vieler Ärzte ganz harmlos ist und überhaupt keine Beschwerden verursacht. Ich eignete mir immer mehr Wissen an und nahm dann die Therapie selbst in die Hand. Riesige Unterstützung bekam ich dabei im Internetforum. Ich begann mit der Einnahme von Zink und Selen, machte eine AllergoStop-Spritzenkur und stieg auf das Kombipräparat Novothyral um. Außerdem machte ich eine Therapie in einer Klinik für traditionelle chinesische Medizin, was mir auf jeden Fall auch sehr gut tat. Des Weiteren machte ich auf Eigeninitiative einen KPU-Test, der positiv ausfiel. Die Einnahme von Kryptosan bewirkt zwar keine Wunder, hat aber dazu geführt, dass ich mich schon vom Kopf her klarer fühlte. So langsam baute ich wieder auf, und machte in dieser Zeit auch meinen Führerschein.

Dann im Sommer letzten Jahres ging es mir so gut, dass ich auch wieder Lust hatte, mit Freunden etwas zu unternehmen und dies auch körperlich gut verkraftete. Seit letztem Sommer gehe ich auch wieder zur Schule und habe die 12. Klasse nun fast fertig. Auch bin ich wieder abends mit auf Tour gegangen, wenn auch in einem gemäßigten Rahmen. Natürlich habe ich auch immer wieder gemerkt, dass ich nicht ganz gesund bin, aber ich habe mein Leben den Umständen bestmöglich angepasst. Ich habe mir z. B. angewöhnt, täglich Mittagsschlaf zu halten, und achte auch auf meine Ernährung. Außerdem habe ich autogenes Training erlernt. Ich habe mir vorgenommen, mich nicht von dieser Krankheit unterkriegen zu lassen und habe gelernt, positiv zu denken. Zusammenfassend kann man sagen, dass ich gelernt habe, auf meinen Körper zu hören. Zurzeit fühle ich mich wieder ein wenig schlechter, was aber auch daran liegt, dass schulisch Stress anfällt, der sich dann einfach nicht vermeiden lässt. Ich bin aber sehr zuversichtlich, dass ich wieder auftanken werde, wenn es erstmal Sommer wird.

Eine sehr große Stütze war in der ganzen Zeit auch meine Familie, die mir sehr geholfen hat und mich immer unterstützt hat. Gerade wenn es einem schlecht geht, lernt man zu schätzen, wie wichtig und wertvoll eine Familie ist. Deshalb möchte ich ihr auf diesem Weg dafür herzlichst danken! ■

Weitere Informationen, Selbsthilfegruppen

Q

Informationen zu Schilddrüsenerkrankungen

- **www.hashimotothyreoiditis.de** – Hier können sich Betroffene der Hashimoto-Thyreoiditis im Internet über die Autoimmunthyreoiditis informieren. Ein Diskussionsforum lädt zum Austausch mit anderen Erkrankten ein.
- **www.morbusbasedow.de** – Hier finden Sie aktuelle Informationen und ein Diskussionsforum für Menschen mit Morbus Basedow.
- Schilddrüsen-Liga Deutschland e. V. – Geschäftsstelle – Evangelische Kliniken Bonn GmbH, Waldkrankenhaus, Waldstraße 73, 53177 Bonn, Tel.: 0228 3869060, www.schilddruesenliga.de
- Forum Schilddrüse e. V., Potsdamer Straße 8, 10785 Berlin, Tel.: 069 63803727, www.forum-schilddruese.de

Informationen zu zusätzlichen Erkrankungen

- Autoimmunkrankheit Lupus erythematodes: www.lupus-selbsthilfe.de, www.kollagenose.de, www.lupus-rheumanet.org
- Autoimmunkrankheit Sjögren-Syndrom: www.sjoegren-syndrom.de
- Rheumatische Krankheiten: www.rheuma-online.de, www.rheumanet.org
- Nebennierenerkrankungen: www.glandula-online.de
- Andere Autoimmunkrankheiten: www.autoimmun.org
- HPU/KPU: leben-mit-kpu.de
- Vitiligo: www.vitiligo-bund.de, www.vitiligo-verein.de
- Myasthenia gravis: www.myasthenia-gravis.de, www.dmg-online.de
- Entzündliche Darmerkrankungen: www.kompetenznetz-ced.de
- Zöliakie: www.dzg-online.de
- Alopecia areata: www.kreisrunderhaarausfall.de
- Sarkoidose: www.sarkoidose.de
- Endometriose: www.endometriose-vereinigung.de

Selbsthilfegruppen

- Dachverband der Selbsthilfegruppen für Schilddrüsenkranke: Schilddrüsen-Liga Deutschland e. V. – Geschäftsstelle – Evangelische Kliniken Bonn GmbH, Waldkrankenhaus, Waldstraße 73, 53177 Bonn, Tel.: 0228 3869060, www.schilddruesenliga.de
- Die Schmetterlinge e. V. Schilddrüsenbundesverband, Gemarkenstraße 133, 45147 Essen, Tel. 0201 3328272

Informationen zu Selbsthilfeorganisationen

- NAKOS Nationale Kontakt- und Informationsstelle zur Anregung und Unterstützung von Selbsthilfegruppen, Otto-Suhr-Allee 115, 10585 Berlin, Tel.: 030 31018960, E-Mail: selbsthilfe@nakos.de, www.nakos.de

Bücher zum Thema

Die folgenden Bücher erhalten Sie im Buchhandel:

- Leben mit Morbus Basedow. Ein Ratgeber. L. Brakebusch, A. E. Heufelder. W. Zuckschwerdt Verlag, ISBN 9783863711382
- Schilddrüsenunterfunktion – Besser auf die Symptome achten! J. Strienz. W. Zuckschwerdt Verlag, ISBN 9783863711191
- Die gesunde Schilddrüse. Was Sie unbedingt wissen sollten über Gewichtsprobleme, Depressionen, Haarausfall und andere Beschwerden (Originaltitel: Living well with Hypothyroidism). M. J. Shomon. Goldmann-Verlag, ISBN 9783442175383
- Schilddrüse: Mehr wissen – besser verstehen. L.-A. Hotze. Trias Verlag, ISBN 97833830434276
- Schilddrüse: Mehr Vitalität durch eine gesunde Schilddrüse. F. Spelsberg, T. Negele. Hirzel-Verlag, ISBN 97833777615844
- Mein Lupus erythematodes Tagebuch. Dorothea Maxin, ISBN 9783981494006
- Leben mit KPU – Kryptopyrrolurie. J. Strienz. W. Zuckschwerdt Verlag, ISBN 9783863711153

Pharma-Informationsservice

Die Pharmafirmen, die in Deutschland Medikamente für Schilddrüsenkranke produzieren, bieten auf ihren Internetseiten ein breit gefächertes Informationsprogramm für Patienten und Ärzte.

- Merck Serono GmbH, Alsfelder Straße 17, 64289 Darmstadt, www.schilddruese.net
- Sanofi-Aventis Deutschland GmbH, Industriepark Höchst, 65926 Frankfurt, www.infoline-schilddruese.de
- Heck Bio-Pharma GmbH, Gerberstr. 15, 73650 Winterbach, www.heck-bio-pharma.com
- Aristo Pharma GmbH, Wallenroderstr. 8–10, 13435 Berlin, www.aristo-pharma.de

Index

R

A

B

C

D

E

F

G

H

U

V

W

Z

Impressum

Die Deutsche Nationalbibliothek verzeichnet diese Publikation in der Deutschen Nationalbibliografie. Detaillierte bibliografische Daten sind unter **http://dnb.d-nb.de** abrufbar.

ISBN 978-3-86371-300-3

Grafinger Str. 31, 81671 München
post@zuckschwerdtverlag.de

Druck und Bindung:
Elanders GmbH, D-71332 Waiblingen
Printed in Germany

Dieses Buch ist auch als E-Book erhältlich.

Abbildungsverzeichnis

Umschlagabbildung: L. Brakebusch

[1] [4] [7] [8] [9] Zuckschwerdt Verlag

[2] [3] L. Brakebusch

[5] Fotolia

[6] vitiligo-portal.de